Zu diesem Buch

«Ich verstehe mich nicht als Spezialistin für Sterilitätsbehandlung im Sinne der Heilung von Kinderlosigkeit. Der Therapeut sollte nicht primär die Wünsche eines Paares nach einem Kind erfüllen, sondern versuchen, die Wahrheit hinter dem Kinderwunsch und die Ursachen seiner psychosomatischen Verweigerung herauszufinden. Sich selbst durch Nachdenken und Zulassen von Gefühlen wieder in den Besitz zu nehmen und nicht mehr der Medizin die alleinige Expertenfunktion zu überlassen, rettet vor dem gefährlichen Sog der Passivität und vor lähmender Abhängigkeit.»

Dr. med. Ute Auhagen-Stephanos, geboren in Hamburg, medizinische Promotion in Zürich, Facharztausbildung für Neurologie und Psychiatrie in Düsseldorf, Zusatzausbildung in Psychoanalyse. Seit fünfzen Jahren in eigener Praxis als Psychotherapeutin und Psychoanalytikerin tätig, verheiratet, zwei Kinder.

Ute Auhagen-Stephanos

Wenn die Seele nein sagt

Vom Mythos der Unfruchtbarkeit

rororo

Rowohlt

Veröffentlicht im Rowohlt Taschenbuch Verlag GmbH,
Reinbek bei Hamburg, November 1992

Umschlaggestaltung Nina Rothfos / Barbara Hanke
Gesamtherstellung Clausen & Bosse, Leck
Printed in Germany
1290-ISBN 3 499 19378 7

Inhalt

Vorwort

> «Die guten Kirschen hängen jeden Monat höher.»
>
> Amélie H.

Dieses Buch handelt nicht nur von Unfruchtbarkeit. Zwar zeigt es das Leiden der versagten Fruchtbarkeit auf, doch beschreibt es eigentlich eine zentrale Funktion der Weiblichkeit, nämlich die Auseinandersetzung mit der Mutterschaft. Meistens kommen die Kinder einfach auf die Welt – geplant oder ungeplant. Aber nicht immer werden die Frauen dazu angeregt, über ihre innere Situation in der Generationenfolge oder über ihre eigene psychische Entwicklung nachzudenken. So kann das Mißlingen der Fruchtbarkeit ein Anstoß sein, sich über dieses wichtige Thema Gedanken zu machen oder sich über seine inneren Beweggründe Klarheit zu verschaffen.

Die Fortpflanzung und deren Voraussetzung, die Fruchtbarkeit, ist ein zentrales Anliegen jeder menschlichen Kultur. In unserer westlichen Gesellschaft wurde inzwischen das kinderlose Paar in eine «sterile Ehe» umbenannt und damit von einer menschlichen in eine medizinische Dimension überführt. Viele Frauen fühlen sich durch diese als Krankheit gestellte Diagnose verunsichert und abgestempelt. Doch die medizinische Diagnose «Sterilität» kann logischerweise nichts anderes sein als eine Momentaufnahme bestehender Kinderlosigkeit, nämlich die derzeitige Unfähigkeit eines Paares, miteinander Nachkommen zu zeugen. Von den Ausnahmefällen nicht vorhandener oder völlig zerstörter Geschlechtsorgane abgesehen, kann Sterilität kein Krankheitsbegriff sein, da sie keinem unabänderlichen Tatbestand, keinem irreparablen körperlichen Defekt entspricht. Hinter diesen Begriff gehört also stets ein Fragezeichen. Die Richtigkeit der Diagnose «Sterilität» kann im Grunde erst im nachhinein, also am Ende der möglichen Fortpflanzungszeit, bestätigt werden. Ich werde also den Begriff «Unfruchtbarkeit» als jederzeit umkehrbare Beschreibung eines derzeitigen Zustandes verwenden, um dessen Heilung oder Änderung der Arzt sich ja gerade bemüht.

Seit vielen Jahren beschäftige ich mich mit dem stets neuen Wunder der Fruchtbarkeit und ihrer psycho-logischen Verweigerung. Die unbewußte Angst vor dem ersehnten Kind ist ein sehr wirksames Verhütungsmittel. Wenn bewußter und unbewußter Wunsch nach einem Kind übereinstimmten, wäre psychotherapeutische Beratung wegen Unfruchtbarkeit überflüssig. Viele Frauen oder Paare kapitulieren vor dieser schwierigen Entdekkung ihrer Gefühlswelt, der seelischen Blockierungen der Fruchtbarkeit und dem notwendigen Nachdenken über sich selbst, sie suchen sich lieber einen «technischen» Experten für solche Fragen. So lassen sie sich, ohne es zu merken, zu «Fruchtbarkeitslaien» machen. Ein Heer von Wissenschaftlern stellt sich ihnen zur Verfügung: Ärzte, Chemiker, Medizintechniker, Biologen, Pharmakologen,

Pharmazeuten, Tiermediziner. Das soziale Sicherheitsnetz der Krankenkassen garantiert ihnen per Gesetz kostenlos und unbegrenzt fast alle Behandlungsmaßnahmen, bis die Kräfte oder die Geduld des erschöpften Paares endlich Einhalt gebieten.

Viele Paare leben in einem leidvollen, sich zuspitzenden Jammer. Durch die jahrelangen und oft vergeblichen Behandlungen intensiviert sich ihre menschliche Not. Lebensjahre werden zu Wartejahren, vergebliche Träume verhärten ihre Seele, Ärger und Wut finden kein Ventil, Trauerarbeit und Umorientierung können nicht stattfinden, solange man noch «berechtigte Hoffnung» auf eine Schwangerschaft, auf Nachkommenschaft hat. Verbitterung, belastende Schuldgefühle, Angst, der Lächerlichkeit und Abwertung preisgegeben zu sein, «das nicht zu können, was jede Kuh schafft», verstärken Isolierung und Rückzug. Die Ausweitung von biologischer Unfruchtbarkeit in ein Versagen im Umgang mit Mitmenschen, also in «mitmenschliche Unfruchtbarkeit», ist für viele das Ergebnis. Manche Frauen geraten dadurch in einen Teufelskreis von seelischem Leiden, den sie selbst nicht mehr durchbrechen können. Jahrelange Abhängigkeiten von medizinischen Behandlungsversuchen führen zu einem Leben «zwischen Hoffnung und Resignation». Dadurch verlieren sie oft ihre persönliche Freiheit, ihre Fähigkeit zum Dialog, zum klärenden, heilenden und entspannenden Gespräch. Sie lassen zu, daß die Überbetonung ihres Kinderwunsches ihren inneren seelischen Raum vergiftet.

Ich selbst benötigte eine lange Zeit, bis ich das Leid der kinderlosen Frauen – mit unfruchtbaren männlichen Patienten habe ich bisher weniger zu tun gehabt – verstand. Solange ich nur eine von außen schauende Beobachterin blieb, war ich kein hilfreiches Gegenüber. So konnte ich zunächst nicht verstehen, wieso Frauen, die doch alles in der Welt haben außer einem eigenen Kind, ein derartiges Leiden fühlen und zeigen, so daß ihr gesamtes Umfeld in Mitleidenschaft gezogen ist. Ich hatte Mühe, die in Gesprächen oder Briefen immer wiederkehrenden eintönigen Fragen und Klagen um etwas nicht Vorhandenes zu ertragen, verbunden mit einer Art Mißachtung der lebenden Personen – inklusive meiner selbst. Ich fühlte etwas von der Überforderung oder Resignation, die viele Frauenärzte im Kontakt mit diesen Patientinnen empfinden mögen. Ich wunderte mich nicht über den Bekanntenkreis der betroffenen Paare, die meist schon Kinder haben und versuchen, jenen mit etwas geschmacklosen Witzen, gutgemeinten Ratschlägen oder allgemeinen Trostworten zu begegnen. Denn die realen Erfahrungen dieser Eltern mit ihren Kindern als beglückende, aber auch Verzicht und Hingabe erfordernde Pflicht sind doch so weit entfernt von dem, was die ungewollt kinderlose Frau sich von einem eigenen Kind ersehnt.

Als Psychoanalytikerin kam ich dann mit Hilfe der von Freud entdeckten Phänomene von Übertragung und Gegenübertragung den Ursachen meines eigenen Erlebens und Erleidens im Kontakt mit diesen Patientinnen näher. Zunächst fühlte ich immer deutlicher, daß ich in eine tiefe Kommunikationsstörung mit ihnen verwickelt war. Dann begriff ich, daß mich eine Beziehungsverweigerung von ihnen fernhielt und konnte ihnen schließlich deuten, daß wohl gerade die unergiebig, also unfruchtbar gewordenen Beziehungen so großen Schmerz bereiten. Nach dieser Erfahrung – letzten Endes durch meine eigene bewußt gewordene Beziehungsnot – konnte ich die Frauen endlich von innen sehen, ihre hinter dem Symptom liegende Not spüren, ihre oft mit Verletzungen und Versagungen beschwerte Lebensgeschichte miterleben. Jede einzelne Frau mit ihrem individuellen Schicksal begann mich nun zu interessieren. Ich suchte und fand Zusammenhänge, die ich mitteilen konnte, und befreite mich so von dem lähmenden Gefühl des Sich-im-Kreise-Drehens. Diesen eigenen Prozeß entdeckte ich dann als Widerspiegelung eines heilenden Prozesses der ratsuchenden Frauen. Hatten sie begonnen, sich selbst von innen zu sehen, ihre schmerzhaften Gefühle zuzulassen, Zusammenhänge zu erkennen, ihre eigenen stereotypen Reaktionen zu durchschauen, vor allem aber darüber zu sprechen, dann hatten sie auch einen Weg zu Freiheit und fruchtbarem Austausch gefunden. Der verlorengegangene Dialog konnte wiederaufgenommen werden.

Ich werde also einen anderen Weg aus der Fruchtbarkeitsstörung vorstellen, nämlich den durch die Sprache. Das einfühlsame Wort, das beginnende Zwiegespräch, das Nachdenken allein oder zu zweit über die individuelle Geschichte, über die wahren Bedeutungen des Erlebten können Entspannung und Verstehen bringen.

Bereits vor 15 Jahren begann ich in einer Arbeitsgruppe nach psychosomatischen Aspekten der Unfruchtbarkeit zu forschen. Was zunächst eher als unser persönliches randständiges Forschungsgebiet angesehen wurde, gewann plötzlich durch die Entwicklung der Retortenbefruchtung eine ganz andere gesellschaftliche Dimension. Durch ihre Unfähigkeit, Kinder allein und spontan zu empfangen, rückte diese Gruppe der Schwachen und Ohnmächtigen plötzlich ins Zentrum von Forschung und Politik. Überlassen Frauen weiterhin ihre unfruchtbaren Leiber dem wissenschaftlichen Fortschritt für Experimente rund um die Befruchtung, dann kann die natürliche Fortpflanzung vom Zugriff anderer bedroht werden. Und in der Tat nutzen Wissenschaftler dieses Neuland flugs für Zukunftsträume: Samenbanken mit ausgewähltem Erbgut, Aufzucht von menschlichen Embryonen in Schweinen oder Einpflanzungen einer Gebärmutter in Männer. In der menschlichen Unfruchtbarkeit und in der Bereitwilligkeit der von ihr Betroffenen zu Experimenten sehen einige Wissenschaftler offensichtlich eine Chance für eigene Forschungen und für technischen Fortschritt. Zwar sind die unfruchtbaren Frauen nun Teil des öffentlichen Interesses, doch kommen sie selbst dadurch immer noch nicht zu Wort. Über die politische und wissenschaftliche Diskussion der Reproduktionstechnologien vergißt man diese Frauen und macht sie zu bloßen Statisten ihres eigenen Dramas.

Und so geht man wieder an einem ihrer Grundbedürfnisse vorbei, nämlich verstanden zu werden. Das Ausmaß der inneren Not und Bedrängnis wurde mir selbst erst deutlich durch die Flut leidvoller Briefe, die ich nach einem Interview in der Zeitschrift «Eltern» bekam. In weit über 500 Briefen schrieben mir Frauen, teilweise mit großer Offenheit, über ihre Probleme und Leiden; in einigen Fällen entwickelte sich ein reger Briefwechsel. Nicht wenige Frauen wünschten eine Psychotherapie bei mir oder in ihrem Heimatort. Von diesen Briefen und den damit zusammenhängenden Therapien soll in diesem Buch die Rede sein. Die Entstehung dieses Buches verdanke ich also den Frauen, die mir geschrieben haben und die in diesem Buch auch selbst zu Wort kommen sollen.

Ich verstehe mich nicht als Spezialistin für Sterilitätsbehandlung im Sinne der Heilung von Kinderlosigkeit. Auch fühle ich mich nicht von einer Ideologie gesteuert, die das Kinderkriegen prinzipiell für gut und wertvoll hält. Es ist nicht mein Anliegen, unter dem Druck der Gesellschaft Menschen dazu zu erziehen, Kinder zu haben. Vielmehr ist mein Ziel, sie zu motivieren, selbst herauszufinden, was sie wollen, und sie in die Lage zu versetzen, entscheiden zu können. Den Menschen als Ganzes zu betrachten, die scheinbare Trennung von Körper und Seele aufzuheben, ist in unserer technifizierten Welt ein schwieriges Unterfangen. Ein Kind zu empfangen ist doch keine Sache der Wissenschaft. Mehr Wissen führt nicht zu mehr Fruchtbarkeit. Sich selbst durch Nachdenken und Zulassen von Gefühlen wieder in Besitz zu nehmen und nicht mehr der Medizin die alleinige Expertenfunktion zu überlassen, rettet vor dem gefährlichen Sog der Passivität und der kindlichen lähmenden Abhängigkeit. Sich von dem Status eines bloßen Laien in der Beziehung zum eigenen Körper zu befreien ist ein Akt der Emanzipation, ein Schritt zur Freiheit. Eine Hilfe könnte sein, den Frauen selbst Einblick und Verständnis für sich zu geben.

Der Therapeut sollte nicht primär die Wünsche eines Paares nach einem Kind erfüllen, sondern versuchen, die Wahrheit hinter dem Kinderwunsch und die Ursachen seiner psychosomatischen Verweigerung herauszufinden. Ideologisch bedingte therapeutische Begeisterung, Ungeduld oder die Phantasie, Schicksal zu spielen, sind hier fehl am Platz. Für das einzelne Paar ist es zunächst sinnvoll, wenn der Körper nicht empfängt, und zwar solange die Ebene des Unbewußten zu anderen Wünschen des Menschen im Widerspruch steht und ihn behindert. Jedes Paar lebt in einem bestimmten Gleichgewicht. Als Therapeut dazwischenzutreten bedeutet auch, dieses Gleichgewicht zu stören. Es gibt Frauen, die dankbar waren, ein Kind zu gebären, aber auch solche, die sich vom Zwang befreit fühlten, ein Kind zu haben. Das Kind, das mit Hilfe des Reproduktionsmediziners zur Welt gebracht werden soll, kann nicht automatisch die Leere, die die Frauen in sich empfinden, oder die Barriere, die sie zwischen sich und ihrem Mann spüren, wegzaubern. Diese muß zunächst erkannt, angeschaut, verstanden sein und aufgehoben werden, bevor sich ein Kind einnisten kann.

Dieses Buch soll zum Nachdenken über Unfruchtbarkeit anregen und zu neuem Verständnis und neuen Wegen ermutigen, sowohl die Frauen, die persönlich betroffen sind, wie auch jene, die für unser Thema aufgeschlossen sind.

Allen Frauen, die an seiner Entstehung beteiligt waren, möchte ich an dieser Stelle meinen Dank aussprechen. Ich hoffe, es wird zwischen ihnen und mir weiterhin einen Austausch geben. Namentlich danke ich zuallererst Gisela Wicke von der Zeitschrift «Eltern», die mit viel Einfühlung und Engagement ihre Leserinnen mit der seelischen Komponente der Unfruchtbarkeit vertraut gemacht hat. Des weiteren danke ich Christine von Weizsäcker, die mich immer wieder ermutigte, dieses Buch zu schreiben. Felicitas Kreuz und Hedwig Goosens danke ich für die Hilfe bei der Beantwortung der vielen Briefe. Mein Dank gilt ferner Gabriele Tiedemann für die geduldige und anregende Diskussion des Manuskripts. Sie hat dankenswerterweise auch gemeinsam mit Bettina Hackel und Isa Zalaman die statistischen Daten der Briefe errechnet. Frau Dr. Irmgard Foerster bin ich sehr verbunden für die genaue und aufmerksame Lektüre. Mein großer Dank gilt Frau

Dr. Yolanda Gampel, die mir ihr psychoanalytisches Wissen zur Verfügung stellte, um mir eine tiefere Einsicht in die seelischen Nöte dieser Frauen zu gewähren. Ohne meinen Mann, Prof. Dr. Samir Stephanos, hätte dieses Buch nicht geschrieben werden können. Er ist der geistige Vater des Projekts «Sterilität». Er hat mir seine Theorie von Psychosomatik vermittelt, die auf den körperlichen und seelischen Traumatisierungen von Menschen beruht. Ihm verdanke ich die Möglichkeit, Forschungsergebnisse in die Praxis umzusetzen.

Neu-Ulm, Sommer 1992
Ute Auhagen-Stephanos

Die Sehnsucht nach dem Kind

Vom Schmerz des unfruchtbaren Leibes

«Ihr Frauen mit Kindern könnt nicht an uns denken, an uns kinderlose. Ihr bleibt frisch, unwissend, wie der, der im Süßwasser schwimmt, nicht weiß, was Durst ist. Meine Wünsche wachsen immer mehr, und meine Hoffnungen werden immer kleiner.»

García Lorca: Yerma

Unfruchtbarkeit – eine unendliche Geschichte

> «Zwischen all der Hoffnungslosigkeit kreist mir eine Weisheit aus dem Talmud im Kopf herum: Die schönsten Dinge bekommt man durch Geduld.»
>
> Amélie H.

Unfruchtbarkeit ist zu allen Zeiten eine Quelle von Leid und Unglück. Und doch hat jedes Volk entsprechend seiner Kultur mehr oder weniger kreative Bewältigungsmaßnahmen für diese konfliktträchtige Störung entwickelt. So gelten zum Beispiel bei den Nuern, einem Volksstamm Ostafrikas, unfruchtbare Frauen als Männer. Obwohl das Verwandtschaftssystem der Nuer patriarchalisch ist, kehrt eine verheiratete, längere Zeit kinderlos gebliebene Frau in ihre Ursprungsfamilie zurück. Dort hat sie nun den Status eines Mannes inne. Sie kann dann Kühe besitzen und auch das notwendige Heiratsgut für eine Ehefrau bezahlen. Für die Fortpflanzung wählt und bezahlt sie einen fremden oder versklavten Erzeuger, aber für ihre Frauen ist weiterhin sie der «Ehemann», und deren Kinder nennen sie «Vater». Der Erzeuger bleibt als Dienstbote bei der Familie, und wenn die Kinder, die er gezeugt hat, heiraten, bekommt er als Lohn für die Zeugung vom Frau-Vater eine Kuh.

Aus der altägyptischen Götterwelt ist uns bekannt, daß die Kinderlosigkeit der Göttin Isis durch den frühen hinterhältigen Mord an ihrem Gatten Osiris bedingt war. Ihr ränkesüchtiger Bruder Seth hatte Osiris in einen Sarkophag gelockt und zugeschnürt in den Nil geworfen. In aufopferungsvoller Liebe wanderte Isis in Witwenkleidung weinend durch das ganze Land, um den Leichnam ihres Gatten zu suchen. Nach langer Zeit fand sie ihn schließlich jenseits des Meeres im königlichen Palast von Byblos in Phönizien, wo er in einem Pfeiler eingemauert war. Sie durfte mit ihm heimkehren. Durch ihren großen Schmerz und ihre Zauberkräfte gelang es ihr dann, von ihrem toten Gatten ein Kind zu empfangen. Dieses dem Osiris nachgeborene Kind war der Pharao und Gott Horus. Was Isis unter Einsatz ihres Lebens und aller Kräfte aus Liebe schaffte, will die moderne Reproduktionsmedizin zur Routine machen. Durch eingefrorene Samen oder Embryonen ist die Zeugung eines leiblichen Kindes nach dem Ableben eines Elternteils möglich geworden.

Eine faszinierende Geschichte über ein unfruchtbares Paar, dessen Heilung sowie die dabei auftretenden zwischenmenschlichen Probleme findet sich in der Bibel im Ersten Buch Mose. Abraham und seine Frau Sara hatten keine Kinder. Nach der Verheißung Gottes soll aus Abrahams Samen jedoch ein großes Geschlecht hervorgehen. Als die ungeduldige Sara nun feststellt, daß sie, bereits in die Wechseljahre gekommen, nach menschlichem Ermessen kein Kind mehr empfangen kann, möchte sie nicht auf ihr Allmachtsgefühl verzichten und kündigt der Vaterfigur in sich den Kampf an. Nach eigenem menschlichen Gutdünken bemächtigt sie sich Gottes Weissagung und beginnt zu handeln: «Der Herr hat mir Kindersegen verwehrt, gehe also zu meiner Magd, ob ich vielleicht durch sie zu einem Sohn komme», schlägt Sara ihrem Mann vor.

Nach der damaligen, auch im altorientalischen Recht bekannten Praxis, gilt das von einer Leibmagd der Ehefrau gezeugte Kind als das Kind der Herrin. Die Sklavin gebiert ihr Kind auf den Knien der Herrin, wodurch dieses dann symbolisch aus dem Schoß der Herrin selbst kommt. Die Magd Hagar wird zur Leihmutterschaft für Sara hinzugezogen. Doch trotz des legitimen Auswegs, den Sara findet, liegt gerade darin ihre Verfehlung. Denn ein in Trotz und Kleinglaube gezeugtes Kind kann nicht Erbe der Verheißung Gottes sein. So nimmt das Schicksal seinen Lauf. Die Magd Hagar wird schwanger, doch denkt sie nicht daran, die Ehre ihrer Schwangerschaft zugunsten ihrer Herrin zu verleugnen. Vielmehr genießt sie ihren Zustand als Triumph Sara gegenüber und verachtet diese. Sara sieht nun ihre Stellung als Ehefrau und Herrin durch Hagar bedroht und verlangt von Abraham unter Berufung auf Gott die Wiederherstellung ihres Rechts. Abraham beugt sich Saras Forderung, und Hagar muß wieder Mägdearbeit für sie verrichten. Bald darauf holt sie zum Gegenschlag aus und flieht. Doch der Engel, der sie in der Wüste findet, duldet keinen Bruch der Rechtsordnung. Hagar muß zu Sara zurückkehren, erhält jedoch das Versprechen, daß sie einen Sohn Ismael gebären wird, der eine reiche Nachkommenschaft zeugen wird. Bei der Geburt seines unehelichen Kindes ist Abraham 86 Jahre alt.

Nachdem Saras eigenmächtiger Umweg nicht die Billigung des Herrn gefunden hat, erneuert Gott etliche Jahre später den Bund mit Abraham und verheißt ihm nun endlich einen ehelichen Sohn, aus dessen Samen ein großes und gesegnetes Volk werden soll. In Anbetracht seines Alters muß Abraham zunächst lachen, als ihm ein Kind verheißen wird. Ebenso ergeht es der inzwischen neunzigjährigen Sara, die in sich hineinlacht: «Ich bin doch verwelkt, soll ich der Wollust pflegen, und mein Gatte ist auch schon ein Greis!» Aber dem Herrn ist nichts unmöglich. Er ist ein wohlwollender Vater, der keine Rache sucht, sondern Sara ihr ungläubiges Lachen, das sie sogar noch abzustreiten versucht, verzeiht. Sie gebiert dem hundertjährigen Abraham den Sohn Isaak, und kann ihn auch selbst stillen. Dennoch quält sie der Gedanke, daß sie sich in ihrem Alter lächerlich mache: «Gott hat mir ein Lachen geschaffen; denn wer davon hören wird, wird über mich lachen.» Als ihr Sohn entwöhnt ist und sie ihn mit Ismael scherzen sieht, steigen mißgünstige Gedanken in der eifersüchtigen Sara auf, und sie verlangt von ihrem Mann, daß er die Magd mit ihrem Sohn vertreibe, damit dieser nicht gemeinsam mit Isaak erbe. Abraham verwahrt sich gegen dieses Ansinnen, doch auf die ausdrückliche Weisung Gottes, er solle seiner Frau in allem gehorchen und ihre Wünsche erfüllen, denn Gott habe Isaaks Nachkommenschaft zu seinem auserwählten Volk bestimmt, willigt er schließlich ein. Gott verspricht aber, daß auch Ismaels Nachkommen ein großes Volk werden. Ein weiteres Mal hat Sara also ihre Pläne starrköpfig und eigenmächtig durchgesetzt, ohne darauf zu vertrauen, daß Gott die Geschicke entsprechend seiner Verheißung und Allmacht lenken werde.*

Nicht immer kommen die Menschen, die eigene Kinder erzwingen wollen, so glimpflich davon. Märchen aus al-

* Diese Interpretation folgt Gerhard von Rad: Das Alte Testament Deutsch. Das 1. Buch Mose-Genesis, Göttingen: Vandenhoeck und Ruprecht, 12. Auflage 1987.

ler Welt erzählen von versagter Fruchtbarkeit und wie sich die Betroffenen mit ihrem Schicksal abfinden und Verzicht leisten können. Oftmals kommen sie erst im Lauf ihres späteren Lebens zur Einsicht in die Grenzen ihrer Macht.

Zwanzig Märchen aus Deutschland, Griechenland, China und Japan fand ich zu diesem Thema. In den meisten dieser Geschichten will eine Frau ein Kind für sich haben – aus narzißtischen Gründen. Sie will das Kind nicht um seiner selbst willen gebären oder um es der Welt zu geben. So braucht beispielsweise in «Dornröschen» die Königin ein Kind, um ihre Depression zu heilen. In der französischen Fassung heißt es: «Es waren einmal ein König und eine Königin, die waren sehr betrübt, daß sie keine Kinder hatten, so betrübt, daß man es gar nicht sagen kann. Sie reisten in alle Bäder der Welt, legten Gelübde ab, beteten, unternahmen Wallfahrten, aber nichts wollte helfen.» Zwar reicht die Macht des Königspaares dazu, endlich doch eine Tochter zu bekommen, aber nicht mehr dazu, am Festtag genügend goldene Teller für die weisen Frauen zu haben. So rächt sich die dreizehnte, nicht eingeladene Fee mit dem Fluch, daß die Prinzessin sich in ihrem fünfzehnten Lebensjahr an einer Spindel stechen und sterben solle. Die Macht der zwölften Fee reicht nur dazu aus, diesen Fluch in einen hundertjährigen Schlaf umzuwandeln.

In «Rapunzel» werden Allmachtswünsche und Gelüste der Mutter, die sich seit langem vergeblich ein Kind wünscht, deutlich, aber auf das Gemüse der Zauberin verlagert: «Wenn ich keine Rapunzeln aus dem Garten hinter unserem Haus zu essen kriege, so sterbe ich.» Sie bekommt beides, verliert aber ihre Tochter direkt nach deren Geburt an die Zauberin.

In dem griechischen Märchen «Ferendinos im gläsernen Turm» wird die Eigenliebe der Eltern, die sich ein Kind nur als Besitz aneignen wollen, symbolisch sichtbar: «Es lebten einmal ein König und eine Königin, aber die hatten keine Kinder. Darum baten sie jeden Tag Gott, er möge ihnen einen Sohn als Nachfolger auf ihren Thron senden. Nach langer Zeit hatte Gott Mitleid mit ihnen, und sie bekamen einen schönen Sohn. Wegen ihrer großen Liebe aber und aus Furcht, der Junge könnte, sobald er herangewachsen war, sie verlassen und fortziehen, ließen der König und die Königin einen großen gläsernen Turm bauen und schlossen ihn darin ein. Diesen Turm durften nur sie selbst, die Lehrer und die Diener des Königssohnes betreten, und allen war es verboten, über die Welt draußen zu sprechen.»

So wird die Liebe zum puren Eigennutz, und die Eltern müssen dann schmerzlich lernen, daß sie nicht willkürlich gegen die menschliche Natur handeln können. Denn eines Tages läßt der Lehrer seine Zeitung im Turm liegen. Ferendinos, von der ihm fremden, faszinierenden Welt angezogen, verschafft sich gewaltsam die Freiheit und fährt, auf die Tücken der Menschen gänzlich unvorbereitet, nach Konstantinopel. Er muß große Gefahren bestehen, bevor er nach langer Abwesenheit wieder heimkehren kann. Dort wird ihm der verbotene Kuß seiner Mutter fast zum Verhängnis – ein letztes Mal versucht sie, ihren Sohn für sich selbst zu behalten. Doch die kluge und treue Sultanstochter führt die Geschicke durch die Auflösung des Fluches zu einem glücklichen Ende, zur Hochzeit.

Einem ausgeprägten Narzißmus und einem willkürlichen Machtanspruch begegnen wir in dem griechischen Märchen «Was die Schicksalsgöttin sprach»: «Es gab in irgendeiner Zeit einmal einen reichen Mann, dessen Frau kein Kind bekam. Die Frau machte der allerheiligsten Gottesmutter ein Weihegeschenk, um doch noch eins zu bekommen. Sie gebar dann ein kleines Mädchen, und sieben Tage nach der Geburt führte sie es vor. Da nahte sich auch die Schicksalsfrau und sprach im Schlaf zu dem Vater: ‹Euer Kind wird eine Dirne und eine Diebin werden!› So kam es, daß er am Morgen zu seiner Frau sagte: ‹Unser Kind wird eine Diebin und eine Dirne werden. Du, Frau, ich werfe dieses Kind ins Meer!› Die Mutter erkrankte, als sie die Worte ihres Mannes hörte. Der Vater wurde aber, nachdem er das Kind schon an sich genommen hatte, um es ins Meer zu werfen, und schon in die Umhängetasche gesetzt hatte, unterwegs anderen Sinnes, kehrte nach Hause zurück und sperrte es in eine abgelegene Kammer. Seine Frau jedoch war unterdessen gestorben. Als ein wenig Zeit darüber vergangen war, heiratete der Mann. Das Kind blieb ohne Nahrung und ohne Wasser in der verschlossenen Kammer.» Nachdem hier also das langersehnte Kind endlich geboren ist, die Eltern es jedoch als unwürdig einstufen, will sich der Vater seiner ungeliebten Tochter sofort wieder entledigen. Die Mutter stirbt sozusagen in einem narzißtischen Schock, ohne daß sie für ihre Tochter noch eintreten kann. Die Allerheiligste und die Stiefmutter müssen einspringen, um das versteckte Kind zu ernähren. Die geweissagten Verfehlungen erweisen sich später als geringfügig, und sie bekommt den Königssohn zum Mann, der sie im Gegensatz zu ihren Eltern liebt und mit ihr glücklich wird.

Die hier beschriebene Gruppe von Märchen enthält eine Botschaft: Ein Kind kann nur ein Geschenk sein. Es tut nicht gut, wenn Menschen, getrieben von Allmachtsphantasien und narzißtischen Wünschen, ein Kind erzwingen wollen. Wer nicht bereit ist, für ein Kind zu leiden und dieses dann später loszulassen, kann keine Kinder haben oder muß dafür mit großen Schmerzen zahlen.

In einer zweiten Gruppe von Märchen über Unfruchtbarkeit gehen die eigennützigen Wünsche der zukünftigen Eltern so weit, daß sie sich, nur um ihre Sehnsucht zu stillen, auch mit Miniaturkindern zufriedengeben, wie in den Geschichten von «Daumesdick» oder «Hans mein Igel»:

«Es war einmal ein Bauer, der hatte Geld und Gut genug, aber wie reich er war, so fehlte ihm doch etwas an seinem Glück – er hatte mit seiner Frau keine Kinder. Öfters, wenn er mit den anderen Bauern in die Stadt ging, spotteten sie und fragten, warum er keine Kinder hätte. Da wurde er endlich zornig, und als er nach Hause kam, sprach er: ‹Ich will ein Kind haben und sollt's ein Igel sein.› Da kriegte seine Frau ein Kind, das war oben ein Igel und unten ein Junge, und als sie das Kind sah, erschrak sie sich und sprach: ‹Siehst du, du hast uns verwünscht.›» Wegen seiner Stacheln konnte es weder in einem Bettchen liegen, noch an der Mutterbrust trinken, sondern fristete – nun doch ungeliebt von seinen Eltern – seine Jugend hinter dem Ofen.

In dem griechischen Märchen «Pfefferchen» bekommt die Frau auf ihren dringenden Wunsch hin ein Kind, nicht größer als ein Pfefferschötchen. In China ist das gleiche Märchenmotiv zu finden; hier heißen die bestellten kleinen Kinder Dattelkern oder Teigohr.

Auch in Japan begegnen wir dem Motiv der Miniatur in «Der Schneckenmann»: Damit der Name ihres Hauses nicht verlorengehe, macht ein armes altes Ehepaar, das schon vierzig Jahre miteinander verheiratet ist, jede Nacht einen Bittgang zum Tempel der Wassergöttin. Nachdem die Frau oft gesagt hat, daß sie auch mit einem Kind so groß wie ein Frosch oder eine Feldschnecke zufrieden sei, gebiert sie schließlich unter Schmerzen eine winzige Feldschnecke. Obwohl das Paar zunächst sehr erschrocken ist, dankt es doch der Wassergottheit für dieses Geschenk. Sie pflegen das Schnecklein, das in einer Wassertasse neben dem Hausaltar lebt, zwanzig Jahre lang kein Wort spricht und auch nicht wächst, mit aller Sorgfalt und Liebe. Erst dann geschieht eine unverhoffte Änderung: Das Schnekkenkind erweist sich als selbständig und klug, so daß es die Tochter eines Edelmannes zur Frau bekommt. Schließlich verwandelt sich der Schneck in einen schönen jungen Mann, und alle leben froh und vergnügt in größtem Wohlstand. In diesem Märchen wird der gierige und narzißtische Wunsch der Eltern deutlich; indem sie sich jedoch Demut und Dankbarkeit bewahren, können sie über die Jahre ihre Verfehlung abtragen.

Mit ihrem glücklichen Ende führt diese Geschichte, die so traurig begann, zur Betrachtung einer dritten Gruppe von Märchen, in welcher der Weg vom Narzißmus zur Liebe beschrieben wird. Zwei japanische Märchen seien als Beispiel genannt. Hachikatsugi, das bedeutet Napfträgerin, wird in der gleichnamigen Geschichte nach langer Wartezeit ihrer fürstlichen Eltern mit einem Napf auf dem Kopf geboren, der bis über ihre Schultern herabreicht und sich nicht entfernen läßt. Dennoch sind die Eltern über die Geburt ihrer Tochter sehr erfreut und danken der Göttin Kanzeon aus vollem Herzen. Als ein Prinz die Fürstentochter trotz ihrer Verunstaltung zur Frau begehrt, fällt der Napf plötzlich von ihrem Kopf und ist angefüllt mit den schönsten Schätzen als Belohnung für die dankbaren Gebete der Mutter. Diese Eltern waren bereit, für ihr Kind und mit ihm zu leiden und waren dennoch fähig zur Dankbarkeit.

Das andere Märchen heißt «Omutaro», was «Schenkelkind» bedeutet, da der Junge aus dem Schenkel seiner Mutter geboren wurde. Auch hier lieben die Eltern ihren Sohn uneigennützig. Der Vater erfüllt ihm sogar seinen sehnlichsten Wunsch und baut ihm ein Boot. Mit diesem gelangt der Junge zum Walfisch-Gott, befolgt dessen Anweisungen und kann als reicher und glücklicher Mann nach Hause zurückkehren. In diesem Märchen kommen reife Gefühle wie Liebe, das Erleben von Trennung und deren Verarbeitung vor.

Besonders aufschlußreich für das Thema Kinderlosigkeit ist Eduard Mörikes «Die Historie von der schönen Lau», die in der 1853 erschienenen Märchennovelle «Das Stuttgarter Hutzelmännlein» enthalten ist. Fast wie in einer modernen psychosomatischen Krankengeschichte beschreibt Mörike dort den Leidens- und Heilungsweg der schönen Wasserfrau:

«Nun ist zu wissen, daß die schöne Lau nicht hier am Ort zu Hause war; vielmehr war sie, als eine Fürstentochter, und zwar von Mutterseiten her, halb menschlichen Geblüts, mit einem alten Donaunix am Schwarzen Meer vermählt. Ihr Mann verbannte sie, darum, daß sie nur tote Kinder hatte. Das aber kam, weil sie stets traurig war, ohn einige besondere Ursach. Die Schwiegermutter hatte ihr geweissagt, sie möge eher nicht eines lebenden Kindes genesen, als bis sie fünfmal von Herzen gelacht haben würde. Beim fünften Male müßte etwas sein, das dürfe sie nicht wissen, noch auch der alte Nix. Es wollte aber damit niemals glücken, so viel auch ihre Leute deshalb Fleiß anwendeten. Endlich da mochte sie der alte König ferner nicht an seinem Hofe leiden und sandte sie an diesen Ort, unweit der oberen Donau, wo seine Schwester wohnte. Die Schwiegermutter hatte ihr zum Dienst und Zeitvertreib etliche Kammerzofen und Mägde mitgegeben, so muntere und kluge Mädchen, als je auf Entenfüßen gingen...; die zogen sie, pur für die Langeweile, sechsmal des Tages anders an..., erzählten ihr alte Geschichten und Mären, machten Musik, tanzten und scherzten vor ihr... Ein possiger Zwerg, durch welchen vormals einem Ohm der Fürstin war von ebensolcher Traurigkeit geholfen worden, schnitt die raresten Gesichter, keines dem andern gleich, nein, immer eines ärger als das andere, daß auch der weise Salomo das Lachen nicht gehalten hätte, geschweige denn die Kammerjungfern oder du selber, liebe Leserin, wärest du dabei gewesen; nur bei der schönen Lau schlug eben gar nichts an, kaum, daß sie ein paarmal den Mund verzog.»

Die schöne Lau, so erfahren wir, ist stets grundlos traurig. Ohne Lachen und Freude oder zumindest die Fähigkeit zu beidem gibt es kein neues Leben, oder es ist sofort dem Tod geweiht. Sicher auch wegen ihrer lähmenden Depressivität wollte ihr Mann die schöne Lau nicht mehr in seiner Nähe haben. Mörike läßt keinen Zweifel daran, daß die Totgeburten der Wasserjungfrau durch ihre Traurigkeit bedingt sind. Folgerichtig muß sie zunächst von ihrer Depression geheilt sein, bevor sie Leben hervorbringen kann. Humorlos, mißmutig, ja, eigentlich beziehungslos hockt sie also auf dem Meeresboden. Passiv konsumiert sie die bezahlten Ablenkungsmanöver ihrer Untergebenen, ohne selbst etwas zu gestalten oder von sich zu geben. Sie hat sozusagen ihre Krankheit, ihre Traurigkeit, bei ihren Unterhaltern ausgelagert, deponiert, damit diese den Gewinn, das Lachen, einbringen sollen. Genau dies ist die Beziehungsform, die unfruchtbare Frauen heute ihren Gynäkologen oft anbieten: Sie deponieren ihren Kinderwunsch in das Innere ihres Arztes, der für sie tätig werden muß. Sie selbst bleiben passiv, meinen jedoch, über ihr Depot Zugriff zum und Anspruch an den Arzt zu haben. Ein guter Arzt wird nun versuchen, mit der Patientin gemeinsam einen Gewinn zu erwirtschaften. Mit dieser schwierigen Rolle ist im Märchen der bezahlte Hofstab der schönen Lau überfordert. So muß sie sich nach anderen Möglichkeiten umschauen. Die schöne Lau beginnt nachzudenken und sucht neue Beziehungen. Vom Denken führt dann ihr geistiger Weg zum Danken. Aus Freude darüber, daß die Wirtin Betha ihren Garten am Rande des schwäbischen Blautopfes, in dem die Wassernixe lebt, so schön gepflegt hat, bedankt sich bei dieser und überreicht ihr ein kostbares Geschenk. Es ist ein Topf, dessen Musik selbst rauflustige, betrunkene Gäste friedlich stimmt. Die schöne Lau sagt zur Wirtin: «Das muß ich billig danken. Nehmt dieses Spielzeug, liebe Frau, zu meinem Angedenken!» Diese Wortkette aus Mörikes Geschichte veranschaulicht, wie sich vom Denken über das Danken zum Angedenken eine Beziehung zwischen zwei Personen verankern kann. Als Gegengabe kann der schönen Lau nun endlich das ersehnte befreiende Lachen und bald darauf ein lebendes Kind geschenkt werden. Aber sie muß einen Preis für den Gewinn zahlen, nämlich den Abschiedsschmerz von den ihr liebgewordenen Freunden, da ihr Ehemann sie sofort in die Heimat zurückholt.

Die Geburt von neuem Leben könnte man folglich auch als Überwindung ihrer unfruchtbaren Beziehungen zur Welt beschreiben.

In der tragischen Dichtung «Yerma» zieht der spanische Dichter García Lorca eine direkte Linie von der Unfruchtbarkeit zum Tod. Er beschreibt die tödliche Sackgasse in der Beziehung eines unfruchtbaren Paares. Yerma lebt nur von dem Gedanken an ein Kind, einen Sohn. Mit ihm spricht sie, als lebe er neben ihr, von ihm würde sie sich zerstechen lassen, das Leiden an Kindern verklärt sie als gut, gesund und herrlich. Nur für «ihren Sohn» hat sie sich ihrem Mann ergeben, aber niemals um sich zu vergnügen. Ohne Kind «wird ihr Blut Gift». Ihr geht es jeden Tag schlechter mit ihrem nagenden Kummer, aber sie fühlt sich nicht leer, «denn ich fülle mich immer mehr mit Haß». Für «ihren Sohn» würde sie alles tun, «auch wenn Sie mir beföhlen, die empfindlichste Stelle meiner Augen mit Nägeln zu durchbohren».

Juan, ihr Ehemann, ist über ihre Beziehung verbittert und verzweifelt. Er begehrt sie in ihrer Schönheit, möchte ruhig und friedlich mit ihr leben. Doch er spürt an ihrer Seite nur Unruhe und Erregung. Er empfindet seine Ehefrau als böse: «Sie starrt mich mit zwei Nadeln an, sie verbringt die Nächte wach, mit offenen Augen an meiner Seite, sie füllt meine Kissen mit bösen Seufzern.» Und in der Tat, Yerma liebt ihren Mann nicht, dennoch empfindet sie ihn als ihre einzige Rettung. Denn sie braucht ihn, damit sie einen Sohn gebären kann. Juan schlägt ihr vor, ein Kind ihres Bruders zu holen. Doch sie lehnt seinen Vorschlag ab: «Ich will nicht die Kinder anderer aufziehen. Ich könnte mir vorstellen, daß meine Arme zu Eis würden, wenn ich sie darin hielte.» Er klagt sie an: «Du bist keine wirkliche Frau und suchst den Ruin eines willensschwachen Mannes.» Yermas Gefühle aber kreisen nur um ihr eigenes Leid; sie fühlt ihren seelischen Schmerz körperlich: «Mit giftigen Wespenstacheln zersticht meinen Nakken die Folter des eingekerkerten Blutes.» Kinderlos fühlt sie sich entwertet, mit «erblindenden Brüsten», «unnütz wie eine Handvoll Dornbüschel, ja schlecht, wiewohl auch ich von dem Abfall bin, den Gott aus seiner Hand fallen ließ». Sie fühlt sich «beleidigt und gedemütigt bis ins tiefste, wenn ich sehe, daß die Schafe Hunderte von Lämmern gebären und die Hündinnen werfen». Sie beneidet die Frauen mit Kindern und wird durch die qualvollen Gefühle selbst immer kindischer: «Wer im Süßwasser schwimmt, weiß nicht, was Durst ist. Meine Wünsche wachsen immer mehr, und meine Hoffnungen werden immer kleiner. Schließlich glaube ich noch, daß ich mein eigenes Kind bin.» Gegenüber ihrer Freundin Maria, Mutter eines Kleinkindes, fühlt sie sich armselig, «unnütz inmitten aller Schönheit». Maria hat für Yermas zerstörerisches und qualvolles Leiden eine einfache Wahrheit: «Kinder hat, wer sie haben soll.»

Zuletzt verflucht Yerma ihren Vater und ihren Leib. Ihr Haß wächst. Sie kann ihren Mann nicht mehr annehmen, der sie in der Blüte ihrer Schönheit begehrt und auch ohne Kinder mit ihr glücklich ist. Auf sein Gebot «Verzichte!» klagt sie «Verdorrt!» Seine Warnung: «Es ist die letzte Minute, diesem ewigen Jammern um dunkle Dinge ein Ende zu machen, um Dinge, die außerhalb des Lebens sind, die in der Luft schweben, ... und die weder du noch ich meistern und lenken», erreicht sie nicht mehr. Seine liebevolle Umarmung mißdeutet sie wahnhaft als Versuch, sich an ihr zu vergreifen «wie eine Taube, die du essen willst». Voller Haß und Schmerz über den für immer vertrockneten Leib erwürgt sie ihn. «Ich habe mein Kind ermordet!» ruft sie den Menschen zu. In diesem Schlußsatz findet die gefährliche Verschiebung ihrer Beziehung von ihrem Mann auf ihr Phantasiekind ihren dramatischen Höhepunkt.

Auch Tschingis Aitmatow, einer der bekanntesten Schriftsteller der Sowjetunion, schildert das leidvolle Gefangensein eines Paares in der Kinderlosigkeit. In seiner mitreißenden Erzählung «Der weiße Dampfer» berichtet er von dem Schicksal eines unehelichen und ungewollten Jungen. Dieser bezeichnenderweise namenlose Knabe wurde von seiner Mutter auf dem heimatlichen Hof zurückgelassen und hat seinen Großvater als einzige echte Bezugsperson. Der Junge wird schließlich das Opfer der Verstrickungen eines unfruchtbaren Ehepaares, seiner Tante Bekej und ihres Ehemannes Oroskul. In einer Beziehungswelt von Verletzen und Verletztwerden verhungert er seelisch und stirbt schließlich direkt neben diesem kinderlosen Paar, das sich so sehnlich Kinder wünscht.

Tante Bekejs trunksüchtiger, gewalttätiger Ehemann denkt:

«Was gingen sie ihn an, die blödsinnige Tasche und der von seinen Eltern im Stich gelassene Junge, der Neffe seiner Frau, wenn er selbst vom Schicksal so benachteiligt war, wenn Gott ihm keinen Sohn von eigenem Fleisch und Blut bescherte, wenn er andere so freigiebig mit vielen Kindern beschenkte... Oroskul schniefte und schluchzte auf: Mitleid und Erbitterung würgten ihn. Mitleid mit sich selbst, weil sein Leben vergehen würde, ohne eine Spur zu hinterlassen, und Erbitterung über die unfruchtbare Frau... Er wußte schon, daß er sie zu Hause schlagen würde. So geschah es jedesmal, wenn er sich betrunken hatte, der bullige Kerl verlor den Verstand vor Kummer und Wut... Wie kommt es, sagte er, daß jeder Mensch, selbst der größte Nichtsnutz, dem man nicht einmal die

Hand zu geben braucht, Kinder hat, soviel sein Herz begehrt, fünf oder gar zehn? Inwiefern war er, Oroskul, schlechter als die anderen? Was fehlte ihm denn? Oder war er etwa nichts geworden?... Tante Bekej weinte dann auch, lief geschäftig hin und her, wollte ihm einen Gefallen tun und holte eine versteckte Halbliterflasche hervor und trank selbst vor Kummer. Sie tranken immer mehr, bis Oroskul plötzlich zum Tier wurde und seine ganze Wut an der Frau ausließ. Und sie duldete alles. Auch der Großvater duldete es. Niemand legte Oroskul in Fesseln. Er wurde nüchtern und am nächsten Morgen stellte seine Frau, obwohl sie am ganzen Körper blaue Flecke hatte, wieder den Samovar auf. Der Großvater hatte das Pferd schon mit Hafer gefüttert und gesattelt. Oroskul trank seinen Tee, saß auf und war wieder der Chef... Zum Großvater sagte er: ‹Wer nimmt dann deine unfruchtbare Tochter? Wer kann denn so eine gebrauchen, kinderlos wie ein Teufelsbesen...›»

Bekej leidet zwar unter den Angriffen ihres Mannes, bleibt jedoch ebenfalls in einem Wiederholungszwang von Selbstmitleid und Ablehnung von Verantwortung für andere stecken, der zu einer Unfruchtbarkeit ihrer gesamten Beziehungen und ihres Lebens führt: «Und wieder hatte Großvater Momon den übergeschnappten Schwiegersohn beschwichtigen, hatte ihn anflehen, beschwören, sich von ihm bedrohen lassen und die ganze Schmach ansehen müssen – die verprügelte, zerzauste, heulende Tochter. Und hatte anhören müssen, wie sie in seiner, des leiblichen Vaters, Gegenwart mit den übelsten Worten beschimpft, wie sie als unfruchtbare Hündin, als dreimal verdammte sterile Eselin und mit anderen Ausdrücken geschmäht wurde. Hatte anhören müssen, wie sie mit wilder irrer Stimme ihr

Schicksal verfluchte: ‹Bin ich vielleicht schuld, daß Gott mich nicht schwanger werden läßt? Wieviel Frauen auf der Welt sind fruchtbar wie die Schafe, und mich hat der Himmel verwünscht. Wofür? Womit habe ich dieses Leben verdient? Töte mich doch, du Ungeheuer! Na los, schlag zu, schlag zu!›» So bleibt sie ihrem Leiden, das sie weitergibt, verhaftet, sieht den Jungen nicht, sondern wartet auf ein eigenes Kind, weil sie nur diesem konkret etwas geben will.

Der Junge mit der Weisheit eines leidenden Kindes möchte ihr helfen. In einem Zwiegespräch sagte er zu seinem unbekannten Vater: «Es wäre doch besser, hieße es: Wenn du willst, gebäre, wenn nicht, ist es auch nicht schlimm.» Für seine kinderlose Tante fleht er zur Heiligen Mutter des Menschengeschlechts: «Gehörnte Hirschmutter, bring Tante Bekej eine Wiege auf dem Geweih. Ich bitte dich inständig, bring ihr eine Wiege. Sie soll ein Kind haben... Mach, daß der Großvater nicht weint, mach, daß Onkel Oroskul nicht Tante Bekej schlägt. Mach, daß ihnen ein Kind geboren wird. Ich werde alle liebhaben, auch Onkel Oroskul, gib ihm nur sein Kind. Bring ihm eine Wiege auf dem Geweih...»

Auch in dieser Erzählung gibt es keinen Ausweg aus der seelischen Einengung. Das unfruchtbare Ehepaar hat durch seinen Wahn, nur ein eigenes Kind könne Erfüllung bringen, seelischen Tod verbreitet und sich in sein Leiden eingeigelt. Der Junge stirbt und mit ihm die Lebendigkeit.

Der seelische Schmerz

«Eine Frau ohne Kinder ist wie
ein Baum ohne Blätter»

Ausspruch der Barma

Das Leiden an der Kinderlosigkeit wird meist erlebt als Leiden am unfruchtbaren Leib. Das Kind, ersehnter Beweis von guten inneren Quellen, soll den Leib fruchtbar machen. Will es nicht erscheinen, wird es allein darum gehaßt. Sein Nichterscheinen wird verstanden als Ablehnung und Untauglichkeitserklärung der eigenen Person oder als Fehlen von guter, unzerstörter Substanz. Für solchermaßen leidende Frauen bedeutet ihr unfruchtbarer Körper die Gewißheit, ausgestoßen zu sein, ausgeschlossen aus der Generationenkette, die an ihrer Person abbricht, desgleichen aus der Gesellschaft, in der die meisten Menschen Kinder haben, abgeschnitten auch von dem Traum, eine eigene Familie zu gründen und sich somit einen festen, einmaligen Platz im Leben zu sichern. Für die Betroffene selbst und für ihre Umwelt entsteht ein schwer ertragbarer Zustand von verzweifeltem, depressivem Rückzug. Die ohnmächtigen Partner, selber verletzt und verletzend, werden in den Teufelskreis von Verachtung und Haß mit hineingezogen, den sie oft ebenfalls nicht durchbrechen können.

Diese subjektive Gewißheit, ausgestoßen zu sein, ist die Umkehrung des eigenen Handelns: Nicht die Frau läßt das Kind in sich nicht wachsen, sondern das Kind stößt sie in ihrem Erleben aus. So wendet sie Aktivität in Passivität, Behälter in Inhalt. Diese Umdrehung dient der Entlastung ihres unbewußten Schuldgefühls: Sie ist Opfer, nicht Täter. Immer mehr verstrickt sich die Frau in ihren Haß, ihre Verzweiflung steigert sich, und das noch nicht einmal gezeugte Kind gewinnt wachsende Bedeutung. Es kann soweit kommen, daß sie zu diesem als eine Art Selbstobjekt in ihrer Phantasie eine Form der Beziehung pflegt. Vor dieser idealisierten Vorstellungswelt verblassen die realen Partner, ja, sie werden oft in ihren eigenen Bedürfnissen gar nicht mehr wahrgenommen. Von Bedeutung allein ist die Tatsache, daß man eine gute Mutter wäre oder ist, wenn das Kind nur endlich auf die Welt kommen wollte. Ich bin Frauen begegnet, die sich nach ihrem Eisprung nicht mehr frei bewegt haben mit Rücksicht auf ein möglicherweise gezeugtes Kind, dem sie keinen Schaden zufügen wollten. Bei derart übertriebenen Reaktionen läßt sich natürlich leicht vermuten, daß unbewußt das Gegenteil in der Verdrängung gehalten werden muß. Von einem Kind, dem man so viel opfert und das trotzdem nicht kommt, fühlt man sich ungerecht behandelt, ja, betrogen. Jutta Z. schiebt in ihrem Brief den Betrug auf das Schicksal: «Bei anderen Frauen stellt sich das Kind einfach ein, ich fühle mich vereiert.» Je mehr die Frau ihrem Kind im Vorfeld der Empfängnis bereits geopfert hat – Berufspläne, Einkommen, Lebensgenüsse – und trotzdem leer ausgegangen ist, desto starrer hält sie an dem Plan fest, ein Kind zu bekommen, weil sie eine sichere Niederlage mehr fürchtet als einen Kampf mit schmerzlichen Verlusten. Daß dies ein Pyrrhussieg ist, ein Scheinsieg, versteht sich von selbst.

Diese Frau fühlt sich ohnmächtig, weil sie eigentlich das Gegenteil von sich selbst verlangt, nämlich die Allmacht ständiger Kontrolle. So unterliegt sie auch dem Trugschluß, daß jeder Mensch seine Fruchtbarkeit selbst bestimmen kann. Sie verwechselt die heute mögliche hundertprozentige Überwachung der Empfängsnisverhütung mit der Kontrolle von deren Gegenteil, der Befruchtung. Denn wenn sie mit der Empfängnisverhütung aufhört, bedeutet das nichts anderes, als den Weg für die Fortpflanzung nicht mehr zu versperren. Was sich dann im Dunkel des Schoßes abspielt, ist den Augen, den Ohren und dem Willen aller unzugänglich. Die tiefe Verunsicherung, in die diese Frau dadurch gestoßen wird, daß in ihr die Befruchtung nicht stattfindet und sich dadurch kein Kind entwikkelt, trifft auf bereits vorhandene, oft schlecht verheilte seelische Wunden. Diese gilt es also zunächst aufzuspüren, zu verstehen und, wenn möglich, vernarben zu lassen. Naturgemäß kann es keine Reparatur einer verletzten Kindheit geben, jedoch eine mögliche Heilung von Beschädigungen. Diese beginnt mit Nachdenken und endet mit Einsicht, mit echten Gefühlen und neuen Motivationen zum Handeln.

«Kann man mir nicht helfen, daß ich wieder frei bin von diesem Bann, ein Baby zu wollen?» schreit Anette S. um Hilfe. Gefesselt und ohne Freiheit über die eigenen Wünsche folgt sie einem fast zwanghaften Begehren. Ihr einstiger Wunsch nach einem Kind hat sich in das Gegenteil verkehrt, nämlich von diesem Wunsch befreit zu werden. Ein Bann ist ja gerade ein dem Willen entzogener Vorgang. In einer extremen seelischen Einengung wird dieser Kinderwunsch und seine Behandlung fast automatisiert, wie eine Pflicht, durchgehalten. Ein Leben ohne diese Erfüllung scheint freudlos, sinnlos, ja, kaum mehr denkbar.

Frauen, die an ihrem Kinderwunsch leiden, verkennen, daß sie sich selbst in eine schmerzhafte Außenseiterposition bringen, nicht dadurch, daß sie keine Kinder haben, sondern dadurch, daß sie ihr eigenes Leid in den Mittelpunkt ihres Lebens rücken. Denn Leid macht einsam. Wenn man selbst nicht bekommt, was man sich wünscht, fällt es einem auch schwer, anderen ihre Wünsche zu erfüllen. So können sie auch oft ihren Partnern nicht den Wunsch, liebevoll umsorgt zu werden, erfüllen. Sind die Sinne gebannt auf das gerichtet, was man nicht bekommt, kann man nicht dankbar sein für das, was man besitzt. Gläubigen ist es Trost und Hilfe, Kinderlosigkeit als Wille Gottes oder als ein ihnen auferlegtes Schicksal anzunehmen und somit den eigenen Willen zu relativieren. Einen Weg, sich durch seelische Arbeit von diesem qualvollen Bann zu lösen, möchte ich nun zeigen.

«Sehr geehrte Frau Doktor, mein Mann (31) und ich (30) sind seit acht Jahren verheiratet. Eigentlich haben wir uns schon immer Kinder gewünscht. Aber wegen der beruflichen Fortbildung meines Mannes und der finanziellen Situation (wir haben ein Haus gebaut) haben wir unseren Wunsch nach Kindern ein wenig aufgeschoben. Jetzt aber, wo ich gut zu Hause bleiben könnte, will es einfach nicht klappen.

Mein Mann und ich kennen uns schon von Jugend auf. Nach einer großen Enttäuschung mit einem anderen Freund habe ich ihn kennen- und lieben gelernt. Er ist ein ruhiger, fürsorglicher und geduldiger Mann. Für mein

Problem hat er viel Verständnis. Er begleitet mich sogar meist bei den Arztbesuchen. Wegen dieses Problems war ich schon bei verschiedenen Frauenärzten, die mir auch nicht helfen konnten. Jetzt bin ich bei einer Kapazität auf diesem Gebiet. Der Arzt sagt, er habe jetzt alles ausprobiert und es sei ihm selbst ein Rätsel, warum es bisher noch nicht geklappt habe. Denn inzwischen sei alles in Ordnung. Ich habe alle Untersuchungen machen lassen, die er mir empfohlen hat. Zwei Jahre lang habe ich eine Temperaturkurve geführt, um den besten Zeitpunkt für das Beisammensein mit meinem Mann herauszufinden. Inzwischen macht der Sex keinen Spaß mehr. Ich schlafe nur noch am Eisprung mit meinem Mann, häufig schaffe ich auch das kaum noch. Ich habe auch viele Hormontabletten geschluckt. Auch Spritzen habe ich bekommen. Am Wochenende hat mein Mann mir sogar die Spritzen selbst gegeben. Auch eine Tubendurchblasung und einen Postkoitaltest hat man gemacht. Es wurde ein bißchen Endometriose festgestellt, die aber nach drei Monaten Therapie verschwunden war. Auch bei meinem Mann war alles in Ordnung. Zu Anfang habe ich ja alle Untersuchungen freudig mitgemacht in der Hoffnung, daß es bald klappt mit unserem Wunschkind. Aber inzwischen werde ich von Mal zu Mal hoffnungsloser, und die Zeit rennt mir davon. Inzwischen bin ich 30 Jahre alt und die Kinder sollten schließlich junge Eltern haben. Auch werden die Chancen immer kleiner, überhaupt noch ein Kind zu bekommen. Und das Risiko, ein behindertes Kind zu kriegen, steigt ja auch. Jetzt stehe ich kurz vor der IVF.* Mein Arzt hat mir

* Die In-vitro-Fertilisation (Abk. IVF) ist die Befruchtung einer Eizelle mit Samen im Reagenzglas außerhalb des Mutterleibes.

das als letzte Möglichkeit empfohlen. Ich bin mir aber unsicher, ob ich das machen soll, weil es ja meistens beim erstenmal nicht klappt.

Ich kann bald an nichts anderes mehr denken. Wir haben ja unser Haus mit zwei Kinderzimmern gebaut. Platz hätten wir also reichlich. Meine Geschwister haben alle schon Kinder, obwohl sie jünger sind als ich. Ich habe sie sehr darum beneidet, obwohl sie zum Teil in mißlichen Umständen waren. Meine Eltern wissen auch nichts weiter. Sie leben mit uns im gleichen Haus. Aber jeder hat seinen eigenen Wohnbereich. Wenn ich auf der Straße einen Kinderwagen oder eine schwangere Frau sehe, muß ich wegschauen. Und als ich kürzlich meine Schwägerin auf der Entbindungsstation mit ihrem Neugeborenen besucht habe, mußte ich bitterlich weinen. Seither meide ich alle Familientreffen. Dabei bin ich doch die Älteste und wollte das erste Enkelkind schenken!

Im Bekanntenkreis versteht niemand unser Problem. Die meisten haben ja auch Kinder. Neulich sagte doch einer zu uns: ‹Ihr müßt eben noch mehr üben!› Oder sie beneiden uns oft sogar noch, weil wir unabhängig sind, verreisen können, wann wir wollen. Oder daß wir uns finanziell alles leisten können. Meine Mutter sagte neulich mal, sie hätte Kinder haben können, so viel sie wollte, und meinte, meine Schwierigkeit käme nur davon, weil ich so lange die Pille genommen hätte. Meine Schwiegereltern sind da verständnisvoller. Aber sie hätten schon gerne einen Erben für ihr Geschäft.

Mein Mann hätte auch gern Kinder, würde mich aber nie unter Druck setzen. Er meint, er würde auch ohne Kinder glücklich sein. Er hat ja schließlich auch einen Beruf, der ihn ausfüllt. Wenn meine Periode kommt, bricht eine

Welt für mich zusammen. Wieder einmal alles umsonst! Und obwohl mein Mann sich große Mühe gibt, weiß er doch nicht, wie er mich trösten kann. Ich habe Angst, daß ich die Beziehung zu ihm kaputtmache, und das will ich auf gar keinen Fall. Denn ich liebe meinen Mann immer noch.

Ich wäre bereit, eine Psychotherapie zu machen, weiß aber nicht, ob die Krankenkasse das bezahlt und an wen ich mich wenden kann. Ich weiß auch nicht, ob in meinem Fall eine Psychotherapie sinnvoll oder geeignet wäre. Bitte raten Sie mir, was ich noch tun kann. Für Ihre Hilfe bedanke ich mich im voraus. Hochachtungsvoll! Maria J.»

Marias Brief wurde von uns erfunden – nein, nicht frei ausgedacht, sondern als Essenz geschöpft aus dem Wissen der über 500 Briefe. Gemeinsam mit drei Mitarbeiterinnen, die das gesamte Briefmaterial intensiv gelesen und studiert haben, habe ich versucht, in den Brief das hineinzuschreiben, was uns an Vorstellungen, Geschichten, Gefühlen in den Briefen am häufigsten begegnet war. Am Ende dieses Briefes fühlte ich mich beklommen und unbehaglich, ja, ich war direkt ein wenig erschrocken über das Ergebnis. Ich spürte diesem Gefühl nach und erlebte es als bedrückende Anonymität. So viele Worte – und doch bleibt die Briefschreiberin selbst im Dunkeln. Ihr Anliegen an mich empfinde ich als eine Rechtfertigung ihres Kinderwunsches, für den sie schon so viel erlitten hat, weswegen ich ihr meine aktive Hilfe auch nicht verweigern dürfte. Es ist, als habe sie eine unbestimmte Angst, irgend jemand könne ihr das Recht auf eigene Kinder absprechen. Der Inhalt dieses Briefes ist austauschbar und wiederholt sich bei vielen Schreiben in immer neuen Variationen. Unwillkürlich denkt man, einer hätte von dem anderen abgeschrieben. Hier zeichnet sich nach meiner Auffassung ein Drama der Beziehungslosigkeit deutlich ab. Mußten diese Frauen erst so tief in ihre Isolierung versinken, bevor sie sich endlich äußern konnten? Hat niemand diesen Frauen richtig zugehört, als man sie jahrelang medizinischen mühsamen Behandlungen unterzog? Wieviel Kummer, Zeit und Kosten hätte man ihnen ersparen können! Die Frauen hatten sich also an mich gewandt, so folgerte ich aus ihren Hilferufen, um einen Schritt aus ihrer Beziehungslosigkeit zu wagen und nun schafften sie es doch nicht, eine individuelle Beziehung zu mir herzustellen. Hier scheint mir der Schlüssel zum Verständnis der Not unfruchtbarer Frauen oder solcher, die sich dafür halten, zu liegen: Die Beziehungsverweigerung mir gegenüber entspricht ihrem augenblicklich empfundenen Gemütszustand, stellt also den Inhalt ihres aktuellen Leidens dar. Die als schmerzhaft empfundene Unfruchtbarkeit wird ausgedrückt und erlebt als eine momentane Beziehungsunfähigkeit, also ein dem menschlichen Wesen widernatürlicher und gefährlicher Zustand von Vereinsamung.

Natürlich gab es auch Frauen, die sich mir gegenüber in ihrem individuellen Leid öffnen konnten. Einige haben schon psychotherapeutische Erfahrungen gemacht. Nach ihrem ersten Brief an mich spürten sie aus meiner Antwort Interesse und Anteilnahme an ihrem Schicksal und schafften den Sprung zu einem zweiten Brief. Von ihnen soll später die Rede sein.

Wie kann man sich den Weg von einer biologischen Unfruchtbarkeit zu einer zwischenmenschlichen Kontaktstörung vorstellen? Ich kann hier nur ein grobes Schema entwerfen, das für jeden Einzelfall natürlich entsprechend geändert werden muß. Kommt es trotz des Wunsches, ein Kind zu zeugen, bei einem Paar zu keiner Empfängnis, so müssen außer einer natürlichen Auslese der Keimzellen und körperlicher Befruchtungshindernisse auch seelische Hemmungen in Betracht gezogen werden. Wie allmählich oder rasch diese abgebaut werden können, hängt von verschiedenen Faktoren ab: von der Liebe der Partner zueinander, von ihrer Lebensgeschichte und deren seelischer Verarbeitung, von der Charakterstruktur, wie etwa Angstbereitschaft, Neigung zu Depression oder Kontrollbedürfnissen, und nicht zuletzt von der Qualität der Arzt-Patient-Beziehung. Verhängnisvoll können sich Neigung zu mangelndem Selbstwertempfinden und Schuldgefühle auswirken. Solche Frauen tendieren dazu, die Diagnose der gestörten Unterleibsfunktion in ein zerstörtes Bild von sich selbst auszuweiten, und sie glauben, sie trügen selbst die Schuld an diesem Versagen. Jede am Leib festgestellte Störung wird erlebt als Beeinträchtigung des symbolischen Körpers, dem inneren Bild, das sich ein jeder in seiner Phantasie von sich selbst macht. Und eben dort besteht keine Trennung im leib-seelischen Geschehen. Diese wird nur zu Zwecken der naturwissenschaftlichen Medizin als Kunstgriff oder von den Frauen selbst hergestellt, die mit ihrem Körper auf Kriegsfuß stehen. Hält dieser Zustand lange an und werden alle Kräfte benötigt, ein Kind doch noch zu zeugen, so treten zunehmend Erschöpfung und negative Gefühle wie Wut, Haß, Neid, Selbstzweifel auf. In diesem Kreis gefangen, tut man genau das Gegenteil von dem, was die Heilung bringen könnte: Man opfert dem Anspruch – nicht dem Wunsch! – nach einem leiblichen Kind die letzten Inseln von lustvollem Austausch und Kontakt mit anderen Menschen und verringert damit die

Chancen, für eine Empfängnis ein entspanntes ausgeglichenes Milieu herzustellen.

Zunächst war mir an Marias Brief der eher unspezifische Inhalt aufgefallen, der aber doch die Aufforderung zu enthalten schien, den Kinderwunsch und die großen Mühen, die sie schon auf sich genommen hatte, zu rechtfertigen sowie die Bitte an mich, ihr etwas zu geben. «Tu etwas», fleht sie mich an, «tu etwas Faßbares! Fülle meinen leeren Bauch mit einem guten Rat. Denn auch ich muß etwas tun, um von meiner Mutter geliebt zu werden, nämlich ihr ein Einkelkind liefern.» Maria schreibt zwar über viele Bezugspersonen, spürt aber ihre Unzufriedenheit und Lustlosigkeit in allen Kontakten, denn in ihrem für andere geschlossenen System begegnet sie immer nur sich selbst. Durch ihr angespanntes Beziehungsnetz empfindet sie sich ohne echte Verankerung in ihrem sozialen Umfeld, ist sie passiv Leidende und Erleidende, eine Handelnde ohne Subjektivität, ein Spielball der Wünsche anderer und der medizinischen Heilungsangebote. Sie fühlt sich von einem ihr unbegreiflichen Schicksal «betroffen», wie sie mir gleich im ersten Satz ihres Briefes mitteilt, und zwar in des Wortes doppelter Bedeutung. Sie versteht sich und die Welt nicht mehr. Ihr Lebensplan scheint umgeworfen, ihr lebensgeschichtlicher Zusammenhang ist zerrissen, ihr wichtigstes Ziel ist unerreichbar. Ihr Körper gehorcht nicht mehr ihren Wünschen und Vorstellungen. Ihrem Mann hat sie sich entfremdet. Sie stößt ihn sexuell geradezu von sich und läßt keine entspannte Zärtlichkeit mehr zu. Durch seine Versuche, mit «mütterlicher» Zuwendung ihr beizustehen und sie zu trösten, fühlt sie sich verletzt und wiederum mit ihrem Mangel konfrontiert, denn sie will ja eigentlich die Mutter sein! Unverständliche Schuldgefühle quälen sie, ob sie vielleicht vorher ihre Sexualität mit ihrem Mann nicht uneingeschränkt hätte genießen dürfen. Der Partner wird für sie wertlos, der ihren Wunsch nach einem Kind nicht erfüllen kann. Sex mit ihm lohnt sich nicht, hat ja nichts zu geben, was die Leere ihres Unterleibs füllen könnte. Sie verurteilt sich und andere, aber sie dreht dieses Gefühl um und erlebt sich als ohnmächtig und hilflos, abhängig von Lob und Unterstützung. Hatten sie einst noch ein befriedigendes sexuelles Leben miteinander, so ist dies, wohl nicht zuletzt durch Marias sexuelle Phantasielosigkeit, verlorengegangen. Da es keinen lustvollen Austausch mehr gibt, ist jeder Ehepartner zu Einsamkeit verdammt. Maria wartet darauf, daß jemand sich ihrer annimmt, ihr Erlösung bringt und so verharrt sie in einer depressiven Passivität.

Entsprechend der technisch-mechanistischen Auffassung von ihrem eigenen Körper wartet sie auf mechanische Behebung der Unfurchtbarkeit: «daß es bald klappt mit unserem Wunschkind!» Doch nicht nur ihr Mann ist ihr entfremdet, ihre Geschwister haben sie überholt und sich das angeeignet, was sie selbst haben wollte, nämlich «das erste Enkelkind». Ihr Neid begleitet also ihre Gedanken. Desgleichen fallen auch ihre meisten Bekannten und Freunde den Neidgefühlen anheim, die sie aber jenen unterstellt. Ihre Eltern und Schwiegereltern sind wenig hilfreich, für sie daher auch eher Objekte des Grolls und der Enttäuschung. Ja, ihre Mutter kann sogar nicht umhin, ihren eigenen Vorrang zu betonen und ihrer Tochter Schuldgefühle anläßlich der Pilleneinnahme zu verursachen. Vielleicht ahnt sie irgendein Versäumnis an ihrer ältesten Tochter und weist ihr – noch bevor Maria auf die Idee einer Anklage kommen könnte – das Versäumnis zu.

Nicht zuletzt ist auch ihr Arzt am Ende seiner Weisheit. Die letzte Rettung sucht sie nun in einem neuen Aktionismus, in einer Kapazität, einem Wunderdoktor. Auch dieser kann nicht verstehen, warum ihr Körper, eine so geduldig reparierte und sorgfältig geprüfte Maschine, nicht programmgemäß funktionieren will. Für Maria ist die Welt ein Trümmerhaufen. Aber niemand scheint das wahrzunehmen. Besitzt sie doch nach außen alles, was man sich wünschen kann – eine große Verwandtschaft, ein eigenes Haus, einen Beruf, genug Geld. Statt dessen lesen wir, Maria ist bedrückt, niedergeschlagen, enttäuscht. Sie leidet an sich und den anderen, empfindet ihr Leben als freudlos, manchmal möglicherweise sinnlos. Sich selbst sieht sie jetzt als minderwertig an, da sie kein Kind zustandebringt und dadurch Eltern und Schwiegereltern enttäuscht. Nur vereinzelt kommen heftige Gefühle wie Ärger, Wut, Neid und Rivalität gegenüber den anderen hervor, denn diese tragen sie in ihrem Kummer ja nicht uneigennützig und liebevoll, sondern verwirklichen und genießen ihr eigenes Leben. Kaum hat sie noch Kraft, diese Gefühle zu verstekken, deswegen hält sie sich jetzt sogar von Familienfesten fern. In ihrem Innersten leidet Maria darunter, daß sie nichts mehr zu geben hat. Sie phantasiert sich leer und sieht das Leben – selbst am Rande stehend – an sich vorüberziehen, mit einer ungestillten Sehnsucht nach etwas, was sie nicht kennt.

Alle diese Merkmale kennzeichnen die Depression, in die Maria verfallen ist, seit sie versucht, ein Kind zu bekommen, bzw. seitdem sie spürt, daß ihr dieser Wunsch nicht erfüllt wird. Wir bemerken, sie kann sich auch nicht auf ein anderes Ziel einstellen. Sie hält ihren Wunsch nach einem Kind aufrecht – konsequent, aber ratlos. Auch zu einer Psychotherapie kann sie sich nicht entschließen. Sie streckt zwar ihre Hand nach mir aus, läßt aber alles in der Schwebe. Vielleicht hat sie Angst, daß schmerzhafte und beunruhigende Gefühle und Phantasien aufgedeckt werden könnten. Maria selbst gibt als einzigen Grund ihres schlimmen seelischen Zustandes ihren unerfüllten Kinderwunsch an. Ich aber vermute, daß es für dieses Leiden andere Ursachen gibt, die sie selbst höchstens erahnt.

Da Maria mir keinen Einblick in ihr Inneres und ihr Leiden außerhalb ihres Kinderwunsches gewährt, bin ich auf eine Art Indizienkette für meine Annahme angewiesen. Es scheint Maria zutiefst zu ängstigen, daß ihr die Kontrolle über ihren Körper, über ihre Bezugspersonen und ihr ganzer Lebensplan verlorengehen. Damit brechen – so vermute ich wiederum aufgrund meiner langjährigen Therapieerfahrungen mit solchen Patienten – tiefe Lebensängste aus ihrer frühen Kindheit durch. Diese Ängste hat sie in ihrem bisherigen Leben in ausgeprägter Weise durch ein angepaßtes Leben, durch Risikoarmut und Streben nach Sicherheit in Schach gehalten. Nachdem Maria sich einmal das Wagnis einer Verliebtheit gestattet hat und dieses dann schlecht für sie ausging, hat sie in der Folge vorsichtiger gehandelt. Sie nimmt sich einen langjährigen Jugendfreund zum Mann, bei dem sie keine unerwarteten Seitensprünge befürchten muß. Sie verliebt sich auch kein zweites Mal überstürzt, sondern «lernt ihn kennen und lieben», also ein gemächlicher Vorgang. Nachdem sie ihn geheiratet und sich damit eine gesicherte Beziehung erworben hat, strebt sie nun auch nach finanzieller und sozialer Sicherheit: Ihr Mann darf eine gute Berufsausbildung abschließen, das Paar baut ein eigenes Haus. Wahrscheinlich hat man dabei die finanzielle Hilfe der Eltern in Anspruch genommen, die sich ja ebenfalls im selben Haus einquartiert haben. Damit wären einmal das Erbproblem rechtzeitig und steuergünstig vorausschauend gelöst, ebenso wie das Personalproblem im Falle eigener Kinder, da die zukünftige Großmutter im selben Haus lebt. Derart vorbereitet ist sie nun in der Lage, die hundertprozentige Sicherheit der Empfängnisverhütung durch die Pille aufzugeben und sich dem größten Risiko in einem Frauenleben, nämlich dem Kinderkriegen, zu stellen. Auch zwei Kinderzimmer sind schon geschaffen und eingerichtet, bevor der Nachwuchs sich angemeldet hat. Diesen Abwehrmechanismus, diese Schutzmaßnahme, sich an das Faktische, Konkrete zu halten, finden wir häufig bei kinderlosen Frauen. Denken sie an Sicherheit, meinen sie damit das Konkrete, das sie umgebende schützende Haus, nicht die Sicherheit einer emotional stabilen Partnerbeziehung. Den Platz für ihr Kind denken sie ebenfalls konkretistisch: Das Kinderzimmer, der äußere Raum, den sie einem Kind zur Verfügung stellen, ist vorhanden. Auch die Störung mit der Fruchtbarkeit wird konkret angegangen. Sie läßt sich von vielen Frauenärzten mit unterschiedlichen Methoden behandeln. Wie aber sieht es mit dem inneren Raum für ein neues Lebewesen aus? Wo hat Maria einen Sicherheit und Gefühlswärme, Geduld und Hoffnung spendenden inneren Raum, Spielraum für ein Kind, das sie glücklich tragen will, da doch alle ihre Objektbeziehungen zerstört sind und soviel negative Erfahrungen in ihrer lieblosen Umgebung vorherrschen? Auch die Zeit, das Abstrakte, verlegt sie in die äußere Welt. Die Zeit hat sie vorher konkret durch die Pille kontrolliert. Das heißt, sie hatte keine Zeit für ein Kind. Nun meint sie, Zeit zu haben, und sie meint damit die äußere Zeit, die Stunden, die sie dem Kind zur Verfügung stellen kann, sie meint nicht die Wahrheit ihrer inneren Zeit.

Ihre Ruhelosigkeit und Verzweiflung, ihre Unfähigkeit, eine echte Trauer über ihre Kinderlosigkeit zuzulassen, wird überschattet von ihrer narzißtischen Kränkung, eine so wichtige Leistung nicht erbringen zu können. Das Wenige, das wir von ihrer Mutter wissen, läßt uns ahnen, daß Maria selbst einen großzügigen inneren Raum als Kind bei ihrer Mutter nicht besessen hat. Wie könnte sie ihn dann an eigene Kinder weitergeben? Wir erfahren von mehreren Geschwistern und von dem Gerangel um das erste Enkelkind. Das läßt auf eine bedeutsame Abhängigkeit der Kinder von ihren Eltern schließen. Auch haben die anderen Geschwister ihre Kinder «zum Teil in mißlichen Umständen» bekommen. Waren die Eltern damals nicht da, um entsprechende Hilfe zur Verfügung zu stellen? Wurden sie und ihre Geschwister so rasch hintereinander geboren, daß nicht viel Zeit für jedes einzelne – besonders nicht für sie als Älteste – blieb? Im ganzen spricht diese Geschichte eher für eine mangelhafte Eltern-Kind-Beziehung. Der Vater wird mit keinem einzigen Wort erwähnt. Diese Tatsache weist auf eine eher schwache Vaterfigur hin.

In ihrem Wesen ist Maria stark an äußere Werte gebunden und neigt zu Konformismus: «Ich will auch Kinder, die anderen haben ja auch welche.» Ihr Bedürfnis nach Kindern unterstellt sie ihrer Mutter, die sich ein Enkelkind wünscht. Aber das allein ist eben noch nicht genug Anreiz, ein eigenes Kind zur Welt zu bringen. Wir vermuten, daß Maria gegenüber ihrer Mutter auch ein Neidproblem hat. Denn der Mutter Ausspruch, sie hätte Kinder haben können, soviel sie wollte, deutet darauf hin, daß Maria der

Mutter diese überreiche Gebärfähigkeit neidet. Vielleicht sollte das Geschenk des ersten Enkelkindes den Neid, den sie in ihrer Kindheit der Mutter gegenüber fühlte, wiedergutmachen. Aber dieses sind Spekulationen, die sich erst im Laufe einer Psychotherapie aufdecken ließen.

Maria scheint zu fühlen, daß sie selbst die Beziehungen zu anderen zerreißt, denn sie schreibt verzweifelt: «Ich habe Angst, daß ich die Beziehung zu meinem Mann kaputtmache, und das will ich auf keinen Fall!» Aber dennoch wird sie unbewußt zu entsprechendem Handeln getrieben, weil sie anderen die «Selbstsucht», ein erfülltes Leben zu haben, nicht verzeiht und an ihrer eigenen Kränkung und Verletztheit festhält. Warum sieht Maria ihr Leben beinahe als gescheitert an, *nur* weil ihr Kinderwunsch nicht erfüllt wird, und warum hat sie das Kinderbekommen als einzige Lebensmöglichkeit derart idealisiert? Vermutlich wird sie in einem ungelösten Abhängigkeitskonflikt mit ihrer wenig liebevollen Mutter verhaftet geblieben sein. Diese spielte für ihr Erwachsenenleben keine bedeutsame Rolle, solange sie durch eine gute Beziehung zu ihrem Ehemann in die Ferne gerückt werden konnte. In dem Augenblick aber, in dem Maria sich ein Kind wünscht und sich damit vorstellt, selbst Mutter zu werden, wird sie sich zwangsläufig der eigenen Mutter und der eigenen Kindheit innerlich wieder nähern. Es werden auch unglückliche Erlebnisse und ungelöste Abhängigkeiten wiederbelebt und sie gewinnen neue Bedeutung. Maria könnte die Phantasie haben, nur durch ein eigenes Kind zu der gegenseitigen selbstlosen Liebe zu finden, die sie selbst als Kind so schmerzlich vermißt hat.

Die meisten dieser Frauen denken bei ihrem Kinderwunsch an einen zu körperlichem Kontakt einladenden

Säugling und nicht an größere, schon eigenständige Kinder. Diese Frauen haben also oft das geheime Verlangen, die eigene seelische Geburt zu einem reifen und unabhängigen Menschen durch einfühlsame Liebe endlich abschließen zu können.

Depression und Angst

> «Ich möchte mein Leben leben und es nicht einteilen in 14 Tage vor der Ovulation und 14 Tage danach, um dann zu fallen, fast bis ins Unendliche, und das Aufstehen fällt jedesmal zu schwer.»
>
> Silvia D.

Liest oder spricht man von ungewollter Kinderlosigkeit, so begegnet man Worten wie «Leidensweg», Schicksalsschlag», «schweres Verlusterlebnis», «Verdammung zur Unfruchtbarkeit», «Schande der Kinderlosigkeit», «aller Hoffnungen und Sehnsüchte beraubt». Dies sind Worte passiven Erduldens eines unverstandenen Unrechts. Und genauso erleben die Betroffenen ihre Kinderlosigkeit, ihren leeren Unterleib. «Warum gerade ich?» fragen sie in einen leeren Raum hinein und bekommen auf diese Frage natürlich keine Antwort. Eine derart gestellte Frage kann niemand beantworten. Die Gelegenheit zu einem echten Gespräch ist dann bereits im Keim erstickt. Würden diese Frauen ihre Frage so verändern, daß eine Antwort möglich ist, wäre schon viel gewonnen. Dann gäbe es nämlich einmal die Entdeckungsreise zu sich selbst, zum anderen das langersehnte Gespräch, einen Austausch, in dem es durch Mitteilung und Zuhören zu Menschlichkeit und Wärme kommt. Eine solche Frage könnte ungefähr so lauten:

«Gibt es vielleicht etwas in mir selbst, das einer Schwangerschaft im Wege steht – Hast du ähnliche Erfahrungen gemacht?» Aber diese Frauen suchen nicht in sich selbst, dem einzigen Ort, von dem aus man Entdeckungen starten könnte. Sondern sie suchen außerhalb ihres Selbst und greifen ins Leere. Ihre Situation erscheint mir vergleichbar mit derjenigen der zwei Landstreicher in Samuel Becketts Drama «Warten auf Godot». Die beiden Landstreicher vertreiben sich am Straßenrand mit nichtssagenden Reden die Zeit, während sie auf den geheimnisvollen Herrn Godot warten, der sein Kommen ständig in Aussicht stellt, aber nie erscheint. Diese Dichtung hat keinen Anfang und kein Ende, in einem immerwährenden Dakapo könnte man sie unendlich weiterspielen. Sie soll uns zeigen, daß das Leben Kreislauf ist, öde und immer gleichförmig, ein vergebliches Warten auf irgend etwas, das sich nie ereignen wird.

Becketts Landstreicher sind an dem gleichen Punkt stekkengeblieben wie die Frauen, die umsonst auf ein Kind warten, in vergeblichem Hoffen von Periode zu Periode, in dem absurden kreisförmigen Geschehen von Hoffnung und Enttäuschung. Als Zuschauer dieses sich wiederholenden Szenariums, in dem oft nur die Ärzte oder die Behandlungsmethoden wechseln, nicht aber die Subjektivität der Betroffenen, spürt man, ohne helfend eingreifen zu können, wie die Frauen sich erschöpfen in einem halb bewußten «mechanischen» Dahinleben. Für sie ist das Wirkliche äußerlich. Sie stehen dort wie die beiden Männer, eben weil sie nur nach draußen schauen. Darin ist wohl Becketts verschlüsselte Mitteilung zu suchen. Solange man zur Sinnfindung auf Godot oder auf ein Kind wartet, wird nichts geschehen: Lege die Sehnsucht nicht nach draußen, nimm sie in dich selbst hinein, schau, was dort zu tun ist, in deinem Herzen, deinem Geist und deiner Beziehung zur Welt und zu anderen. Dabei wird solchen Frauen möglicherweise eine schwere innere Aufgabe auferlegt, nämlich auf ein einfaches geschlossenes Wertesystem, viele Illusionen sowie auf einen vorgeschriebenen Lebensplan zu verzichten. Aber so schmerzhaft es ist, Illusionen aufzugeben, um so befreiender kann dieser Schritt sein. Diese Frauen müssen nun deuten lernen und kreativ sein, um die innere Wirklichkeit zu entdecken. Bleiben Wunsch und Verwirklichung außerhalb der eigenen Person, besteht weiterhin das Gefühl, Sisyphusarbeit, also schwere, vergebliche Mühen auf sich zu nehmen.

Erika B. schreibt: «Kein Mensch, der nicht selbst schon solche Krisen zwischen Hoffnung, Euphorie, Hoffnungslosigkeit und Depression durchgemacht hat, kann diese Konflikte, die aus unerfülltem Kinderwunsch resultieren, verstehen. Durch meine Kinderlosigkeit hat sich langsam, aber sicher ein Gefühl entwickelt, kein vollwertiger Mensch zu sein. Dieses Gefühl überträgt sich in nahezu alle Bereiche des Lebens. Ich bin heute so weit, daß ich einen regelrechten Minderwertigkeitskomplex entwickelt habe, ich habe Probleme im Beruf, im täglichen Leben, leide unter schlimmen Angst- und Versagenszuständen. Ich stehe diesen Gefühlen machtlos gegenüber, mein Verstand sagt mir, ich muß mich zusammenreißen, mich damit abfinden, keine Kinder zu haben, mein Körper läßt mich im Stich. Ich beginne schon, mich regelrecht zu hassen. In diesem Teufelskreis habe ich mich nun entschlossen, mich Ihnen anzuvertrauen, damit Sie mir vielleicht helfen, mit dieser großen Frustration fertig zu werden.»

Außenstehende mag es seltsam anmuten, daß Frauen,

die Leben gebären wollen, vom Tod reden. Aber ein leerer Unterleib, der kein Leben weitergeben kann, hat etwas mit Tod zu tun. Und außerdem sind diese Frauen oft zu Tode betrübt, weil neues Leben in ihnen keinen Raum hat. Leben und Lebenslust finden keinen Platz, wo Niedergeschlagenheit und Schuldgefühle herrschen. Ebenso empfindet Regine H.: «Zu Zyklusbeginn bin ich in letzter Zeit auch sehr depressiv, ich bin dann ein heulendes Elend und habe sogar Selbstmordabsichten.» Oder Elke S.: «Ich glaube, ich hätte mir schon längst etwas angetan, wenn mein Mann mich nicht immer wieder aufrichten würde. Ich bin wahnsinnig sensibel. Bei jedem falschen Wort könnte ich weinen. Auch als Kind – zehn oder zwölf Jahre alt – wollte ich mich schon umbringen, nur weil mich meine Oma geschimpft hat und mich später auslachte. Manchmal denke ich, ich bin nicht ganz richtig im Kopf, aber ich kann nichts dagegen tun.»

Diese Frauen erfahren ihr Leben mehr und mehr als ausweglosen Teufelskreis, sie bewegen sich wie ein Tier in einem Käfig. Menschen, die eine derartige Gefangenschaft im Gefühlsleben spüren, können in einen Zustand der Apathie verfallen oder sich für «verrückt» halten. Einige Frauen sprechen auch von ihrer Angst, in dieser Hoffnungslosigkeit verrückt zu werden. Dieser seelische Kerker verhindert die Kontakte zu ihren Mitmenschen, nicht ihre Kinderlosigkeit.

«Ich habe Angst, meinen Mann eines Tages dadurch zu verlieren, daß ich nicht schwanger werde», schreibt Kerstin H. «Ich habe oft Alpträume, daß er sich eine andere Frau sucht und mit ihr endlich das ersehnte Baby bekommt. Ich komme mir so leer und unglücklich vor, denn zu einer richtigen Familie gehören schließlich so niedliche

Geschöpfe aus seinem und meinem Fleisch und Blut. Mein Wunsch wird von Tag zu Tag größer. Ich glaube oft, ich werde eines Tages verrückt.» Ebenso Frieda G.: «Überall kommen Kinder, jetzt wieder bei einer Freundin. Sie hatte fast das gleiche Problem wie ich, nur daß sie wie ich kein Kind verloren hat. Manchmal glaube ich, verrückt zu werden, versuche mich dann irgendwie abzulenken und zu beschäftigen.»

Ulrike S. weiß, daß Traurigkeit und Wut dicht beieinander liegen: «Während meiner Tage bin ich ziemlich aggressiv und depressiv.» Mona H. braucht sogar Spritzen wegen ihrer Erregungszustände: «Manchmal ist es so schlimm, daß mein Hausarzt kommen muß, um mir eine Valiumspritze zu geben. Oft ohne Grund schnauze ich meinen Mann an und bin ziemlich ungerecht.» Bei Karin A. entsteht Haß dem Ehemann gegenüber, der sie gezwungen hat, zweimal ein Kind abzutreiben, und die jetzt unfruchtbar ist: «Wie sehr ich meinen Mann verachte und ihn hasse, kann ich gar nicht in Worten ausdrücken. Nachts habe ich Alpträume. Das körperliche Zusammensein mit meinem Mann ekelt mich an. Langsam merkt er nun, daß ich kein normaler Mensch mehr bin. In meinem Wesen habe ich mich total verändert, bin depressiv, müde, habe an nichts mehr Freude, die Arbeit fällt mir schwer. Jeden Morgen wünsche ich mir, daß der neue Tag schnell vorübergeht, daß ich ins Bett kann. Ich möchte meinem Mann etwas antun, wenn ich daran denke, was ich durch ihn geworden bin: körperlich und seelisch ein Wrack. Irgend etwas wird passieren, ich habe mich nicht mehr unter Kontrolle.»

Das hier beschriebene schmerzhafte Gefühl der Ohnmacht, eine ebenfalls zur Depression gehörende Empfindung, ist bei Sigrid S. besonders ausgeprägt:

«Bisher konnte ich um alles kämpfen, um einen Arbeitsplatz und einen Ehemann. Aber bei einem Kind bin ich wohl machtlos. Und diese Ohnmacht ist ganz schlimm.»

Ängste haben eine enge Beziehung zu depressiven Gefühlen und treten oft gemeinsam mit ihnen auf. Es gibt verschiedene Formen und Ausdrucksweisen der Ängste, jedoch hat jeder Mensch seine eigene unverwechselbare Art von Angst. Ängste können mehr auf das Innere eines Menschen bezogen oder mehr auf äußere Dinge gerichtet sein.

Rosi H.: «Ich bin zwar erst 23 Jahre alt, trotzdem hoffe ich, daß mein Problem genauso anerkannt wird wie das einer Frau, die schon lange auf ein Kind hofft. Zu meiner Kindheit ist zu sagen, daß ich immer sehr ängstlich und sensibel war. Meine Kindheit wurde noch dazu beeinträchtigt, daß mein Vater trank und zu Hause nur Zank und Streit auf der Tagesordnung stand. Ein alter Mann, der aus finanziellen Gründen bei uns lebte, hat mich immer unterdrückt, und so konnte ich mich nie in meiner Persönlichkeit entfalten. Können Sie sich vorstellen, als Kind bis hin zum Jugendlichen immer unterdrückt zu werden und unter den familiären Problemen zu leiden? Daß sich das auf die Seele auswirkt, ist für mich ganz klar. Heute leide ich seit über fünf Jahren darunter, daß ich Schwindelanfälle habe, dazu kommen Angstzustände, starke innere Nervosität und seit ca. zwei Jahren Herzrhythmusstörungen. Doch organisch bin ich gesund, das liegt nur an meiner seelischen Verfassung. Es ist nun so schlimm geworden, daß ich mich nicht mehr allein auf die Straße wage.»

Vielfältige Ängste sind Folgen von ungelösten Abhängigkeitsproblemen und Furcht vor Zurückweisung. Diesen Frauen wurde als Kind nicht geholfen, eine eigene feste innere Struktur aufzubauen. Sabine S. schreibt von den qualvollen Unsicherheiten:

«Ich habe wahnsinnige Angst vor Ärzten, Spritzen und Blutabnehmen. Das hängt sicher damit zusammen, daß ich dabei jedes Mal ohnmächtig werde. Diese Ängste habe ich schon seit meiner Kindheit. Ich glaube, ich habe deswegen auch Angst vor einer Schwangerschaft. Sicher ist es nicht gut für das Kind, wenn ich laufend umkippe. Auch habe ich Angst vor der Geburt und dem, was nachher auf mich zukommt. Der Druck, ein Kind haben zu müssen, ist von außen sehr groß. Mein Mann mag nicht, wenn ich mit jemandem darüber rede. Er sagt, das geht nur uns etwas an, und das wäre sonst sofort Tagesgespräch in unserem Dorf. Das ist auch der Grund, warum ich mich immer mehr zurückziehe. Ich verlasse kaum noch das Haus. Meine Eltern und Schwiegereltern wissen bis heute nichts von unserem Problem. Mit meiner Mutter kann ich nicht darüber reden, die würde sagen, das kommt von der Pille. Meine Schwiegereltern sind ein Problem für sich. Sie haben nie gedacht, daß mich ihr Sohn mal heiratet. Sie haben mir bis heute noch nicht das ‹Du› angeboten. Das Haus, in dem wir wohnen und das wir auch mitfinanziert haben, gehört uns nur mündlich, und ich glaube nicht, daß es uns so bald überschrieben wird. Ich habe das Gefühl, daß sie diesen Schritt von unserem Nachwuchs abhängig machen. Manchmal bilde ich mir sogar ein, daß sie vielleicht von meinem Mann verlangen, daß er sich von mir trennt, sollte ich keine Kinder bekommen. Wer sagt mir, daß sie sich nicht auch in die Kindererziehung einmischen? Da ich den ganzen Tag allein zu Hause sitze, drehen sich meine Gedanken nur noch um das Kinderbekommen. Ich habe das

Gefühl, in einer schrecklichen Sackgasse zu stecken und finde einfach nicht mehr heraus.»

Ängste aufgrund von Gefühlen der Zwiespältigkeit finden sich bei Ursula K.:

«Ich habe Angst, wenn ich nun in diesem Haus meiner Schwiegereltern das Kind bekäme, daß das nicht mehr mein Kind wäre. Ich habe Angst, daß es mir so gehen könnte, falls sich doch noch Nachwuchs einstellt, daß diese Oma dann in die Wohnung kommt, ohne zu fragen, und mir Vorschriften macht, wie ich was mit dem Kind zu machen habe. Ich habe auch Angst, ein krankes Kind zu bekommen, für das ich alles getan habe, damit es gesund zur Welt kommt. Angst vor einem behinderten Kind; Angst um mich, ich würde es in meinem Alter nicht mehr schaffen, dem Kind gerecht zu werden, Angst vor der Geburt – ich bestehe sowieso in der letzten Zeit nur noch aus Angst. Ich wehre mich nicht gegen eine Schwangerschaft, sondern gegen alles, was mir die Seele so stark belastet.»

Über Ängste, die eher vom Kopf gesteuert werden, berichtet Erna A.: «Mittlerweile habe ich das Gefühl, daß ich, je älter ich werde, desto mehr Ängste entwickle vor einem Kind. Diese Ängste beginnen mit ganz banalen Fragen wie: Hat mein Kind genug Platz? – Habe ich genug Nerven, um auch schwierige Zeiten mit einem Kind durchzustehen? – Werde ich meinem Kind gerecht? – Wie wird sich ‹mein Kind› entwickeln? – Würde ich es ‹richtig› erziehen?» Zur zähen Stimmungslage findet Susi T. einen treffenden Vergleich: «Immer wenn mir meine Ärztin bei der Untersuchung vor einer Insemination sagte, der Schleim sei sehr zäh, hätte ich am liebsten geantwortet, das könne ich mir vorstellen, das stimme mit meinem Gefühl überein.»

Die von Sigmund Freud entwickelte klassische These zur Entstehung der Depression halte ich auch heute noch für gültig. Er war der erste, der auf die enge Verbindung von Trauer und Melancholie, wie er die Depression nannte, aufmerksam machte. Die Trauer beschreibt Freud als eine Reaktion auf den Verlust einer geliebten Person oder einer an ihre Stelle gerückten lebenswichtigen Idee. Die schwere Trauer wie auch die Depression zeigen eine schmerzliche Stimmung, eine allgemeine Leistungshemmung, den Verlust des Interesses an der Außenwelt und die Unfähigkeit, sich ein neues Liebesobjekt zu erwählen. Die Herabsetzung des Selbstwertgefühls, die sich in Selbsterniedrigung und Selbstvorwürfen, bis hin zu Selbstmordgedanken äußert, kennzeichnet hingegen den krankhaften Zustand der Melancholie. Das Ich des Depressiven wird nach Vollendung der Trauerarbeit nicht wieder frei und ungehemmt. Während dem Trauernden die Welt arm und leer geworden ist, ist es beim Depressiven sein eigenes Ich. Freud dechiffrierte die Selbstbeschuldigungen als Vorwürfe gegen das Liebesobjekt, von dem man sich enttäuscht und gekränkt fühlt. Indem der Depressive die enttäuschende Person in sich selbst aufnimmt, verwandelt sich der Objektverlust in einen Ich-Verlust. So tobt der Ambivalenzkonflikt, der ursprünglich dem Liebesobjekt galt, im Inneren der eigenen Person weiter. «Der Schatten des Objekts fiel auf das Ich», schreibt Freud plastisch. Ambivalenz wird durch Enttäuschungen und Traumatisierungen hervorgerufen. So finden wir eine oft schon in der Kindheit angelegte Reaktionskette: Wenn das Kleinkind sich in seinen Abhängigkeits- und Versorgungswünschen nicht hinreichend befriedigt fühlt, reagiert es mit Wut, dem Wunsch nach Zerstörung des Liebesobjekts. Da es aber zugleich darauf angewiesen ist, seinen großen Zorn von Mutter oder Vater fernzuhalten, weil es – entsprechend seiner magischen Vorstellungswelt – sonst befürchten müßte, diese zu verlieren, wendet es die Aggression gegen sich selbst. Sich selbst kann es ungestraft beschimpfen und entwerten. Obwohl das Kind dadurch die ursprüngliche Wut auf die Bezugspersonen auf sich selbst umgelenkt hat, bleiben dennoch Schuldgefühle erhalten. Gleiches gilt für den Erwachsenen. Die Depression und die Aggression, also das angriffslustige Verhalten, gehören zusammen, da diese jene verursacht. Die Aggression ihrerseits kann, außer durch Frustration, auch durch Verluste oder die Wesensart des einzelnen, wie etwa einen starken Wunsch nach Selbstbehauptung oder große Triebstärke, entstehen.

Viele schmerzvolle Erlebnisse rufen in unterschiedlichem Ausmaß Traurigkeit und Wut hervor. Dies sind jedoch Gefühle, die zum menschlichen Alltag gehören. Sie führen, ebenso wie der Haß, nur dann zu depressiven Verstimmungen, wenn sie nicht ausgesprochen und verdaut werden können. Konnte oder wollte eine Mutter diese negativen Gefühle bei ihrem Kind nicht wahrnehmen oder aushalten, so mußte das Kind sie verdrängen und gegen sich selbst lenken. Hat sich ein solcher Umgang mit negativen Gefühlen bei einem Kind dann eingeschliffen, wird es in einem unbewußten Wiederholungszwang sein ganzes weiteres seelisches Leben nach diesem Muster gestalten. Dann werden alle Ereignisse des Lebens ebenso gewertet, erlebt oder gestaltet wie die verletzenden Geschehnisse in früher Jugend. Enttäuschungen, und seien es eben diese, einmal wieder nicht schwanger geworden zu sein, führen dann entsprechend den in der Kindheit gelernten Mustern sofort zu depressiven Symptomen. Diese bestehen in unangemessen heftigen Gefühlen von Kummer, Ärger, Sinn- und Hoffnungslosigkeit, dem Erleben von tiefer Kränkung und Selbstwertzweifel sowie Empfindungen von Ohnmacht und Apathie.

Depressive Reaktionen treten also auf, wenn zwischen den Ansprüchen eines Menschen an sich selbst sowie seinem Selbsterleben ein Mißverhältnis besteht. Abhängigkeiten verstärken aggressive Impulse und können deswegen zur Vertiefung von depressiven Gefühlen führen. So entsteht auch der Haß auf den eigenen Körper, dem man trotz aller Bemühungen kein Kind entlocken kann und von dem man sich so abhängig fühlt. Der Körper kann dann erlebt werden wie die frustrierende, als allmächtig phantasierte Mutter, die einem die ersehnte Befriedigung vorenthält.

Die Partnerbeziehung wird dadurch aufs äußerste angespannt und belastet, wie folgende zwei Briefe zeigen.

Britta L. beschreibt die verheerende Auswirkung ihrer depressiven Stimmung auf ihre Partnerschaft: «Es gibt Momente, in denen ich am Boden zerstört bin, in denen ein falsches Wort, ein falscher Ton in der Stimme mein Selbstbewußtsein total ins Wanken bringen. Gespräche mit meinem Mann sind dann kaum noch möglich. Entweder ich reagiere hysterisch und ende mit Weinkrämpfen, oder ich ziehe mich ganz in mich selbst zurück und spreche tagelang nur noch das Nötigste. Ich bin so leicht verletzbar, daß es unsere Partnerschaft auf eine harte Probe stellt. Ich weiß das, aber ich kann nichts dagegen tun. Ich habe den Eindruck, daß jeder von uns zur Zeit so mit sich selbst beschäftigt ist, daß er gar nicht die Kraft aufbringt, sich auf den anderen einzulassen. Ich zumindest fühle mich sehr einsam in unserer Beziehung und habe mich auch schon mit Trennungsgedanken getragen. Mein Gefühlsleben gleicht einem Chaos, in dem ich mich nicht mehr zurechtfinde. Ich weiß nicht einmal, ob ich meinen Mann noch liebe. Bei diesem Gedanken drängt sich mir natürlich die Frage auf, ob es dann überhaupt noch sinnvoll ist, auf Kinder zu hoffen oder ob es nicht besser wäre, erst einmal das eigene Leben zu ordnen. Ein Kind soll um seiner selbst willen geboren werden und nicht einem Zweck dienen. Es soll keine Beziehung kitten und keine Leere füllen, aber wie kann ich wissen, ob das bei mir der Fall ist? Wenn ich mir unsere Ehe betrachte, dann sehe ich gewaltige Risse, sehe die Krise, in die wir geradewegs hineinschliddern und fühle die Ohnmacht, die mir die Hände bindet. Ich habe Angst um unsere Beziehung, möchte nicht alles kaputtmachen, fühle aber, daß ich mir selbst nicht helfen kann.»

Oder so schreibt Elfriede E.: «Ich schäme mich ein wenig, Sie mit meinem Problem zu belästigen, aber ich werde jetzt mit dieser Situation nicht mehr fertig. Jeden Monat nehme ich mir fest vor, ruhig und gelassen zu sein und mein Leben nicht nach der Temperaturkurve zu richten. Manchmal gelingt mir das auch, aber öfter verbringe ich die Tage weinend von morgens bis abends ohne ersichtlichen Grund. Die Woche vor der Regel ist mit am schlimmsten. Ich kann dann gar nicht glauben, daß ich das bin, diese schreiende, ja schon fast hysterische Person. Wenn mein Mann mich trösten will, schreie ich ihn an, er solle mich in Ruhe lassen, wenn er mich dann aber in Ruhe läßt, fühle ich mich wiederum im Stich gelassen. Manchmal bin ich streitsüchtig und werfe ihm Sachen an den Kopf, die mir schon vorher leid tun, aber ich sage sie trotzdem. Allmählich weiß ich auch nicht mehr, warum die Sehnsucht nach dem Kind so allesüberherrschend ist. Und obwohl ich auch die ‹Nachteile› sehe, wird das Gefühl, schwanger werden zu müssen, immer stärker. Wenn ich mir ein Leben ohne Kinder vorstelle, habe ich das Gefühl, man schnürt mir die Kehle zu. Anstatt unser neues Haus und den großen Garten zu genießen, verbringe ich meine freien Tage damit, in Gedanken das Kinderzimmer einzurichten und draußen den besten Platz für die Sandkiste ausfindig zu machen. Wir sind beide gesund und nur dadurch, daß ich mich nicht beherrschen kann und so ungeduldig bin, bringe ich auch noch meine Ehe in Gefahr. Vor allem in großer Runde, wenn alle feiern und lustig sind, habe ich manchmal das Gefühl, ich drehe durch und muß einen Weinkrampf unterdrücken. Dadurch habe ich lange Zeit geglaubt, verrückt zu sein… In der Woche vor der Regel, wenn ich eigentlich schon weiß, daß es auch diesen Monat nichts geworden ist, hasse ich alle und jeden, besonders mich selbst, und erkenne mich selbst kaum. Ich habe mich so schrecklich verändert in den letzten zwei Jahren, bin im Haushalt ein richtiger ‹Putzteufel› geworden und versuche ständig alles perfekt zu machen, will mich voll in meinem Beruf einsetzen, fühle mich aber sehr oft überfordert und gehetzt, rase dann nach Hause, wo mir selten etwas recht ist und wo ich immer versuche, alles noch besser, noch sauberer, noch ordentlicher zu machen.»

Diese beiden Frauen sind völlig auf sich selbst zurückgeworfen. So sind sie auch ohne Liebe für ihren Ehepartner, sind nicht dankbar für die Unterstützung, die er ihnen gibt, auch nicht bereit, diesen in Liebe zu tragen. Ihre Handlungen und ihre Haltung strahlen eine tiefe Frustration aus, die ihre Umgebung ansteckt. Für sie scheint es kein Aufgeben ihres vergeblichen Wunsches und keine Überwindung ihrer verletzenden Kränkung zu geben, ihr Schicksal nicht selbst steuern zu können. Es geht um ihren Willen, den sie trotz aller Anzeichen von Zerstörung durchsetzen wollen. Diesen beiden Frauen könnte geholfen werden, wenn man mit ihnen ihre Aggressionen durcharbeiten würde, damit die Gewohnheit, der Wiederholungszwang, auf alle enttäuschenden Erlebnisse depressiv zu reagieren, aufgehoben werden kann. Die Unfähigkeit, wider bessere Einsicht zu handeln, verursacht zusätzliche Schuldgefühle:

«Zwei Tage vor dem Termin der Periode bin ich so fertig, daß ich nur noch heulen könnte. Mein Mann weiß nicht mehr, wie er mich anfassen soll. Ganz gleich wie, ob tröstend, ob vorwurfsvoll oder ob er mich ganz in Ruhe läßt, alles ist verkehrt. Ich weiß selber nicht, was ich will, aber am liebsten ins Bett, die Decke über den Kopf, niemanden sehen und hören. Ich habe Angst, daß ich durch mein Verhalten irgendwann meinen Mann verlieren könnte, der bei der ganzen Sache (schlechte Samenqualität) selbst Hilfe bräuchte, von mir!» (Gudrun W.)

Ihr zerbrochenes Selbstwertgefühl nach einem erfolglosen Retortenversuch schildert Gerda S. in ihrem Brief: «Ich kann nicht beschreiben, was ich durchmachte. Ich hatte das Gefühl, die Welt geht unter. Man kommt sich wie ein Nichts vor, daß man nicht einmal das Natürlichste auf der Welt haben kann, ein Kind. – Heute morgen, als die Periode mit Schmerzen kam, hatte ich das Gefühl, als wäre etwas in mir gestorben. Ich fühlte mich total leer und ausgebrannt, elendig und ganz klein.» – Alles Gute kann Gerda nur von einem Kind erhoffen, nämlich «ein Kind zu haben, das dich braucht, dem du all deine Liebe geben kannst, Geborgenheit und Vertrauen».

Je mehr verletzende Dinge im Laufe eines Lebens sich

anhäufen, desto größer werden Traurigkeit und Wut. Je mehr Verluste – seien es von Personen, Zielen oder Idealvorstellungen – jemand hinnehmen muß, desto größer ist die Gefahr, daß die Ärger- und Wutreaktionen nicht verarbeitet werden können und verdrängt werden müssen. Die Folge ist die Depression, die sich sozusagen durch das ganze Leben hindurch anhäuft, kumuliert. Der Kinderwunsch stellt in dieser Reihe lediglich eine weitere Depression dar.

Eine solche Lebensgeschichte findet sich bei Angelika S.: «Mein größter Wunsch ist und war schon immer eine Familie zu haben und glücklich zu sein. Ein harmonisches Familienleben wünsche ich mir, nicht so wie bei meinen Eltern. Da habe ich immer nur Streit mitbekommen. Jeden Tag gab es Krach. Ich habe bei meinen Eltern niemals gesehen, daß sie sich einen Kuß gaben oder eine zärtliche Geste. Immer gab es Reibereien. Als Kind und dann auch noch als Erwachsene kam ich mir immer unterdrückt vor. Meine Meinungen wurden überhaupt nicht akzeptiert. Das ist teilweise heute noch so. Ich versuche seit zwei Jahren, mich von meinen Eltern – vorwiegend von meiner Mutter – abzunabeln, aber ganz ist es mir noch nicht gelungen. Ich habe immer irgendwie Angst. Ich komme mir manchmal vor wie meine Mutter, aber gerade das will ich nicht!!! Mit 21 Jahren mußte ich in psychotherapeutische Behandlung, da ich an schweren Depressionen litt. Ich konnte nicht mehr arbeiten, ich wollte nicht mehr leben. Mein einziger Gedanke war nur noch, wie ich dem allem ein schnelles Ende machen könnte. Es wurde so schlimm, daß ich 1985 in eine Klinik kam. Ich wollte nicht mehr nach Hause, ich hatte Angst. Jetzt, zwei Jahre später, dachte ich, ich hätte mich gefangen. Es ging mir auch wirklich ganz gut, aber schon wieder kommt die nächste Depression. Wir wünschen uns nämlich nichts sehnlicher als ein Kind. Ich weiß genau, daß es bei mir rein seelisch ist. Ich habe fast keine Gefühle mehr, alles wurde mir irgendwie genommen. Ich kann bald keine Kinder mehr sehen, weil sie mich traurig machen, und ich denke, ich werde für irgend etwas bestraft, das ich falsch gemacht habe. Ja, ich sehe es als eine Strafe an, daß sich mein Wunsch nicht erfüllt. Aber ich weiß nicht, was ich so Schwerwiegendes verbrochen haben soll. Mittlerweile bin ich wieder so ziemlich tief unten, daß ich nicht mehr weiter weiß. Mein Leben kommt mir sinnlos und verbaut vor. Alles habe ich falsch gemacht.»

Angelika hat viele Verluste in ihrem Leben erlitten, vor allem den einer tragenden, fördernden Umwelt zu einer Zeit, da sie selbst noch völlig abhängig, liebes- und schutzbedürftig war. Auch gab man ihr keine Möglichkeit der Selbstbehauptung. So findet sie nur den Ausweg, sich in einer depressiven, gegen sich selbst aggressiven Welt mit ihrer enttäuschenden Mutter zu identifizieren. Die Kinderlosigkeit ist also häufig ein Ausdruck dieser Depression, der verdrängten und daher unverarbeiteten Gefühle von Trauer, Wut und Haß. Folglich müssen diese und nicht der Kinderwunsch behandelt werden. Denn bei günstigem Ausgang kann er sich von selbst erfüllen.

Der Neid

«Meine Schwester wurde ungewollt schwanger, ein Hohn! Sie erlitt im dritten Monat eine Fehlgeburt und ich, ich war erleichtert, fast froh.»

Marianne A.

Ein quälendes und oft unerwartet auftauchendes Gefühl, von dem viele Frauen berichten, ist der Neid. Denn er vertieft die Anspannung in ihren mitmenschlichen Beziehungen und treibt sie weiter in die Vereinsamung. Zwar hat der Neid einen anderen Menschen zum Ziel, doch möchte er «mit eben diesem anderen in der Regel keine soziale Beziehung aufnehmen», schreibt der Soziologe Helmut Schoeck, der bekannteste Neid-Forscher, so treffend. «Der Akt des Liebens, freundschaftliche Gefühle, Bewunderung – all diese Hinwendungen zu einem anderen rechnen mit einer Erwiderung, einer Anerkennung, hoffen auf eine Bindung. All dieses möchte der Neider nicht: Er will – von Sonderfällen abgesehen – vom Beneideten nicht als Neider erkannt werden; freiwillig möchte er mit dem Beneideten nicht verkehren. Man kann sich den reinen Akt des Neidens so vorstellen: Je genauer und intensiver sich der Neider mit dem anderen beschäftigt, desto mehr wird er auf sich selbst – in Selbstmitleid – zurückgeworfen. Niemand kann neiden, ohne einen anderen – den Beneidenswerten – zu kennen oder ihn sich wenigstens vorzustellen. Aber im Gegensatz zu den übrigen Hinwendungen auf andere Menschen kann der Neider keine reziproken Gefühle erwarten. Er möchte keinen ‹Gegenneid›.» Schoeck weist nach, daß der Neid in vielen Kulturen das Denken und die gesellschaftliche Ordnung bestimmt. Das Gefühl des Neides führt jedoch stets zu sozialer Isolierung.

Erna S.: «Ich habe noch zwei ältere Schwestern. Die älteste Schwester will keine Kinder, die andere wollte in nächster Zukunft auch keine Kinder haben. Bei mir war der Kinderwunsch schon mit 17 oder 18 Jahren sehr ausgeprägt. Somit stand für meine ganze Familie – vor allem für meine Mutter – fest, daß ich diejenige sein würde, die für den heißersehnten ersten Enkel ‹sorgen› würde. Etwa ein halbes Jahr, nachdem ich die Spirale entfernen ließ, wurde meine mittlere Schwester ungewollt schwanger. Als ich es damals erfuhr, stürzte für mich eine Welt zusammen, die ich bis heute nicht mehr aufbauen konnte. Seither fühle ich mich völlig aus der Bahn geworfen. Ich finde keine Richtung mehr. Hinzu kommt, daß alle meine Freundinnen momentan schwanger sind. Diese Tatsache ist dafür verantwortlich, daß ich mich in letzter Zeit sehr isoliert habe, teilweise einen neuen Bekanntenkreis aufbaute. Ich schaffe es nicht mehr, meine Situation zu akzeptieren und das Beste daraus zu machen.»

Oder Gunda B.: «Auf meine Hoffnung folgt immer Hoffnungslosigkeit. Und so schwanken meine Stimmungen. Besonders schlimm ist es, wenn in meinem Bekanntenkreis eine Frau schwanger wird. Dann bin ich wie geschockt, bin neidisch, eifersüchtig, heule tagelang und ziehe mich zurück. Auch mein Mann kann mir da nicht helfen. Mit der ‹Bekannten› breche ich am liebsten alle Kontakte ab, nur um ihr Glück nicht mitansehen zu müssen. So bin ich immer menschenscheuer geworden und ziehe mich immer mehr zurück. Früher habe ich alles mögliche gemacht, jetzt bin ich am liebsten in meiner Freizeit nur noch zu Hause. Und so entgehe ich auch dem Gerede und den Fragen. Ich finde es ungerecht vom Leben und weiß doch, daß es Schlimmeres gibt. Aber ich kann mich einfach nicht abfinden.»

In der Psychoanalyse ist man sich heute darüber einig, daß der Neid ebenso wie Gier und Haß in der Beziehung zum ersten Objekt, der mütterlichen Brust, weitgehend angeboren ist. Der Neid, eines der frühesten Gefühle des Säuglings, geht auf die ausschließliche Beziehung zur Mutter zurück. Nach der bekannten Psychoanalytikerin Melanie Klein, die viel zum Verständnis der psychischen Situation des Kleinkindes beigetragen hat, ist die mit Milch gefüllte Mutterbrust das erste Neidobjekt des Neugeborenen. Denn dieses wähnt nicht nur, daß die Brust als Teil der Mutter einen unbegrenzten Strom von Milch und Liebe besitzt, sondern auch, daß sie diese für ihre eigene Befriedigung zurückhält. So entwickelt sich der Neid als das ärgerliche Gefühl, jemandem, der etwas Wünschenswertes besitzt und genießt, diesen Besitz wegzunehmen oder zu verderben. Die Brust wird zum Symbol von Geben und Großzügigkeit, so daß sich der Neid im Grunde gegen die Schaffenskraft im weitesten Sinne richtet.

Einer meiner Patientinnen, deren Mutter bis heute den ersten Platz in ihrem Leben einnimmt, verschlug es sofort den Appetit, als sie beim Mittagessen im Wirtshaus am Nebentisch unvermittelt eine schwangere Frau entdeckte. Sie entwickelte also eine spontane Essensverweigerung als

Reaktionsbildung auf eine plötzlich erwachende Gefräßigkeit. Sie mußte durch ihr Symptom der Appetitlosigkeit sich und der Welt beweisen, daß sie keinesfalls so viel in einem dicken Bauch haben wollte wie die werdende Mutter. In der darauffolgenden Nacht träumte sie, daß sie schwanger sei, aber ihr Bauch nur so klein blieb wie eine kleine Kugel. Der Arzt, den sie daraufhin im Traum aufsuchte, mußte ihr bestätigen, daß sie wahrscheinlich zu den Frauen gehört, bei denen der Bauch erst in den letzten Wochen vor der Schwangerschaft wächst. Dieser Traum, aus Neid geboren, könnte als eine verstellte Wunscherfüllung aufgefaßt werden. Sie will das in sich aufnehmen, was eine andere Frau – ursprünglich die Mutter – bereits besaß, sie selbst aber begehrte. Doch hat sie Angst, ihren Neid zu zeigen. Ich in der Person des Arztes soll ihr bestätigen, daß ihr Neid nicht zerstörerisch ist, das Kind also unbeschädigt in ihr wächst. Gleichzeitig will sie mich beruhigen, daß ihre Gier nur ganz klein ist, da sie sich wohl sehr beschämt und geängstigt fühlt über ihre abgewehrte gefräßige Reaktion am Vortage. Man könnte sie in diesem Traum also eine «nichtschwangere Schwangere» nennen.

Eine tiefe und volle Befriedigung im Säuglingsalter wird erlebt wie ein einzigartiges Geschenk und legt den Grundstein zur Dankbarkeit im menschlichen Gefühlsleben. Ein aus mißlichen Umständen bis zum Erwachsenenalter anhaltender Neid verhindert aber Gefühle wie Dankbarkeit und Großzügigkeit. Die Fähigkeit zur Dankbarkeit ist sehr wichtig für die seelische Entwicklung des Menschen, ermöglicht sie doch erst echte Liebe und die Bereitschaft, auf den anderen wirklich einzugehen. In psychoanalytischen Behandlungen kann man sehen, daß ein Durcharbeiten des Neides die Fähigkeit zur Wiedergutmachung weckt. Das führt sowohl zu einer gesteigerten Genußfähigkeit als auch zum Aufkeimen neuer Hoffnungen. Solange der Neid jedoch besteht, sind die zwischenmenschlichen Beziehungen angespannt, da das Wegnehmenwollen des beneideten Besitzes oft auf den Beneideten verschoben wird, als ob nicht der Neider, sondern der Beneidete etwas wegnehmen wolle.

Solche Gefühle finden wir deutlich in dem Brief von Karin L.: «Was mich nun wieder voll aus den Bahnen geworfen hat, ist kaum zu beschreiben. Ich war in meinem Leben noch nie so unglücklich wie heute. Daß meine Bekannten – darunter auch meine Freundin – in Umständen sind beziehungsweise ein Baby bekommen haben, konnte ich noch verkraften. Nun aber ist meine Schwester (19 Jahre) in Umständen und heiratet am Ende der Woche. Schon den Gedanken, ihr Bauch fängt bald an zu wachsen, und im Juni nächsten Jahres ist sie Mutter eines süßen Babys, kann ich einfach nicht ertragen. Für mich war es ein großer Schock. Ich würde mich so gerne für sie freuen – obwohl sie eigentlich in mißlichen Umständen lebt –, aber ich kann und will es einfach nicht. Ich habe das Gefühl, als hätte sie mir etwas weggenommen. Ich weiß nicht, ob es etwas mit Eifersucht zu tun hat, aber irgendwie verspüre ich Neid. Ich weiß überhaupt nicht mehr, was ich machen soll. Oft denke ich, es sei nur ein Traum, und ich würde bald aufwachen, dann wäre alles vorbei und ich würde weniger leiden. Aber leider ist es nicht so.»

Bei Manuela H. geht der Neid so weit, daß seine Auswirkungen noch im Schlaf spürbar sind: «Oft kommt das kleine Patenkind meines Mannes (sechs Monate alt) zu uns. In dieser Zeit, wo es da ist, bin ich glücklich und zufrieden. Ist es aber mit den Eltern nach Hause, kriege ich einen Weinkrampf, der noch im Schlaf weitergeht.»

Die Frauen, die so heftige Neidgefühle auf Schwangere verspüren, haben im allgemeinen ihre frühkindlichen Neidgefühle der Mutter gegenüber nicht lösen können. Bei ihnen ist die Veranlagung zum Neid entweder sehr stark ausgeprägt oder durch äußere Versagenszustände in der Kindheit, die häufig mit erneuten Schwangerschaften der Mutter zu tun haben, verstärkt worden.

Haß und Neid verlieren an Bedeutung, wenn der Haß durch Liebe, wie etwa in einer Psychotherapie, gemildert werden kann. Die Neigung zur Idealisierung, dem Ausschmücken bis zur Vollkommenheit, ist ebenfalls eine Folge unverarbeiteter Neidgefühle. Deswegen finden wir auch bei ungewollt kinderlosen Frauen so häufig die Idealisierung von Schwangerschaft und Kinderhaben. Natürlich sind das schöne Erlebnisse, doch haben sie nichts Ideales an sich, gehen beide doch einher mit vielen Verzichten, Gefahren und Behinderungen. Gemeinsam ist allen Frauen, die so sehr unter ihren Neidgefühlen leiden, daß sie das eigene Kind als einzigen Lebenssinn und Lustquelle idealisieren, was wiederum ihren Neid steigert.

Die Psychoanalytikerin Marie Langer hält den unverarbeiteten, unbewußten Neid, den eine Frau als Kind auf ihre Mutter und deren Gebärfähigkeit hat, sowie die daraus entstehenden Schuldgefühle, für die Hauptursache der psychosomatischen Unfruchtbarkeit. Solange die Frau in der Vorstellung lebt, ihre Mutter als Kind geschädigt zu haben, wird sie sich selbst nicht gestatten können, diese zu übertrumpfen und gesunde Kinder zur Welt zu bringen.

Der Luststreik

> «Ich bin froh, daß es Inseminationen gibt, obwohl sie schmerzhaft sind. Alles noch besser, als mit meinem Mann zu schlafen. Mein Arzt inseminiert auch am Wochenende.»
>
> Monika A.

Die eheliche Liebe – so erfahren wir auch aus sämtlichen Frauenzeitschriften – ist derzeit schweren Prüfungen ausgesetzt. Sie soll Liebe, Sexualität und Dauer in einem bieten. Das bedeutet, sie wird überfrachtet von gleichzeitigen Wünschen nach Leidenschaft, die einst außereheliche Beziehungen besaßen, sowie nach Dauer einer früher desexualisierten Ehe. Schon mit der Bewältigung dieser gefühlsmäßig orientierten Widersprüche sind die Ehepaare stark gefordert. Kommt zusätzlich noch der Kampf um die Nachkommenschaft hinzu, vollzieht sich also die Fortpflanzung nicht einfach als Belohnung einer geglückten Synthese der Bedürfnisse, können die Kräfte eines Paares zusammenbrechen.

Im ehelichen Alltag wird einerseits versucht, der allmählichen Einbuße von Leidenschaft mit viel Einfallsreichtum entgegenzuwirken. Andererseits wissen wir auch um das luststeigernde Element des Verbots. Verbotenes verspricht eine höhere Lustprämie als die uneingeschränkte zur Verfügung gestellte Sexualität. «Es ist wie verhext», schreibt der bekannte Sexualwissenschaftler Martin Dannecker*, «die Sexualität desexualisiert sich, indem sie praktiziert wird. Die Menschen inszenieren unablässig kleine Dramen gegen die sexuelle Langeweile.» In genau diese Falle werden Paare geschickt, die sich in Sterilitätsbehandlung befinden. Von beiden Hilfen – Abwechslung und Übertreten eines phantasierten Verbots – sind sie ausgeschlossen. Einerseits haben sie weder Muße noch Kraft, Abwechslung zu suchen, denn sie befinden sich auf festgelegten Wegen, nämlich sich völlig auf eine Empfängnis zu konzentrieren. Auf der anderen Seite können sie sich auch nicht der Illusion eines verbotenen Sexualakts hingeben, da dieser ja nicht nur direkt verordnet, sondern sogar kontrolliert wird. Zum dritten fühlen sie sich verwirrt, wenn nicht gar betrogen. Denn die Eltern versuchen dem Kind oft lange vorzumachen, daß die Sexualität der Fortpflanzung und nicht der Lust zu dienen habe, was auch den kirchlichen Vorstellungen entspricht. Nun, da sie dieses Gebot so eindeutig befolgen wie nie zuvor, wird ihnen die Erfüllung dieses Ziels versagt. Ob sie sich vielleicht auch deswegen in «Luststreik» begeben, um an den lauteren Absichten ihres Geschlechtsverkehrs keine Zweifel zu lassen? Der Luststreik geht, wie ich im weiteren zeige, oft einher mit einem fast völligen Erlöschen der Lebensfreude und einer Ausweitung der biologischen Unfruchtbarkeit auf den zwischenmenschlichen Bereich. Man verlernt also, lustanregende Phantasien zu haben, und hält sich statt dessen nur an das Faktische. Sexualität aber will gepflegt werden wie eine kostbare Pflanze. Für diese ist ein reiches Phantasieleben eine wirksame Düngung.

* «Das Drama der Sexualität», Frankfurt a. M.: Athenäum, 1987.

Dagmar W.: «Ich habe vorher viel mehr Spaß beim Sex gehabt. Die Zeit nach dem Eisprung schlafe ich kaum noch mit ihm, so nach dem Motto: ‹Davon werde ich ja nicht schwanger, also unnötig.›»

Eheleute, die keine Verhütungsmittel mehr benutzen müssen, berichten von einem Jammertal anstatt von befreiter Sexualität:

«Ich wünsche mir, schwanger zu werden, ohne mit meinem Mann intim gewesen zu sein.» (Gisela W.) Gerda S. schreibt: «Ich überwinde es nicht, den Eisprung aus meinen Gedanken zu streichen, denn es bleibt ein schlechtes Gewissen zurück und auf der anderen Seite die Belastung, das ewige Muß an dem Tag.»

Anita K.: «Wir haben immer größere Schwierigkeiten, miteinander intim zu werden. Das richtet sich nur noch nach dem Kalender. Und im letzten Monat haben wir es nur einmal geschafft. Wir waren beide psychisch total überlastet. Seitdem konnten wir einfach nicht mehr. Ich habe jetzt schon wieder Angst vor dem nächsten ‹Müssen›.»

Britta S.: «Schlafen kann ich in dieser Zeit mit meinem Mann nicht. Wir haben es einige Male versucht, aber ich bin mit meinen Gedanken ganz woanders und empfinde nicht viel.»

Auch Michaela H. klagt: «Dazu kommt noch, daß ich mich oft zwingen muß, mit meinem Mann zu schlafen. Der Arzt hat mir gesagt, wann ich mit meinem Mann schlafen muß. Zu dieser Zeit habe ich einen Ekel gegen den Geschlechtsverkehr entwickelt.»

Beate S.: «Mittlerweile kann ich für meinen Mann fast keine Zärtlichkeit mehr empfinden. Ich versuche immer, den Gedanken an ein Kind zu verdrängen. Aber es klappt nicht. Wenn ich mal mit meinem Mann schlafen will – was selten ist –, dann kann ich nicht. Mein Magen dreht sich um, mir wird übel, meine Kehle schnürt sich zu, und dann bin ich ganz, ganz unten und möchte nicht mehr da sein. Mich stört mittlerweile alles an ihm. Ich komme mir nicht mehr wie eine Frau vor. Ich habe fast keine Gefühle mehr. Alles wurde mir irgendwie genommen.»

Die ungewollt kinderlosen Paare haben sehr viel Kummer. Als Ausgleich können sie sich nicht einmal ihr Alleinsein schön und befriedigend gestalten. Doch gerade diese Lustlosigkeit beim sexuellen Erleben finden wir häufig, wenn der Kinderwunsch die Eheszene beherrscht. Sie ist wohl ein Ausdruck der latenten Depression beider Partner.

Maja T. schreibt ganz deutlich: «Inzwischen haben wir erhebliche Eheprobleme, denn wir schlafen kaum mehr miteinander. Wahrscheinlich denke ich im Unterbewußtsein: ‹Solange ich nicht mit ihm schlafe, kann auch nichts passieren.› Tatsächlich ist es so, daß ich nicht mehr auf ihn zugehe und ihm auch nicht einmal mehr einen Kuß geben kann. Ich müßte mich regelrecht dazu zwingen. Auch auf seine Zärtlichkeiten reagiere ich immer verkrampfter.»

Die Sexualität hat also häufig ihren triebhaften Charakter verloren und bringt nicht mehr die Entspannung, die Lebenslust und zärtliche, warme Intimität, die erfreuen und erleichtern kann. Die spontane Lebenslust wird reduziert auf ein zeitlich geplantes Liebessoll. Auch machen diese Frauen, die durch die menschliche Entwicklung vorgegebene und von ihnen selbst auch lange Zeit praktizierte Trennung von Sexualität und Fortpflanzung nach dem Motto: «Sexuelle Lust ohne Zeugung» rückgängig. Ja, es schleicht sich sogar eine Umkehr ein: «Keine Sexualität ohne Zeugung». Bei künstlichen Befruchtungstechniken wie Insemination und Retortenbefruchtung geht diese Abwendung vom Liebesgeschehen noch weiter, nämlich: «Zeugung ohne Sexualität».

Was hat die Reduzierung des Zeugungsakts von einer lustvollen Vereinigung auf einen mechanischen Befruchtungsvorgang zu bedeuten? Zunächst einmal soviel: Dieses Paar ist in eine Krise hineingeraten, die manchmal schon vorher schlummerte, manchmal erst mit dem Kinderwunsch auftauchte, da es dieser neuen Anforderung nicht gewachsen ist. Diese Krise mit Hilfe von neuen Reizen zu überwinden, bleibt dem Paar verschlossen, da sie ja gerade im Intimbereich ihren Ursprung hat und es dort ständig eingeengt und beobachtet wird. Das gemeinsame Leben ist durch die angespannte Sexualität von nun an Erschütterungen ausgesetzt. Natürlich gibt es viele Ehepaare, die diese Krise gut bewältigen und gestärkt aus ihr hervorgehen. Wie sieht es aber mit jenen aus, die dies nicht allein schaffen? Auch vor dem Kinderwunsch war nicht jede sexuelle Beziehung befriedigend. Denn einige Frauen haben aufgrund ihrer Lebensgeschichte gerade mit ihrer weiblichen Rolle Schwierigkeiten. Eine meiner ungewollt kinderlosen Patientinnen hat folgendes Bild über sich beim Geschlechtsakt: Sie fühlt sich wie eine Kommode, bei der sie rasch alle Schubladen schließen muß, bevor sie ihrem Mann begegnet. Dieses Bild ist schmerzhaft-traurig: Die Frau empfindet sich wie aus Holz gemacht, ein harter Kasten, in dessen Inneres – obwohl ja bereits leblos – niemand hineinschauen und auch nichts hineingelegt werden darf, damit sie nicht befruchtet werde.

Für eine andere Patientin ist Sexualität nicht mehr als die übrige Hausarbeit wie Bügeln, Putzen und Waschen, zu der sie sich eben mit ihrer Ehe verpflichtet hat. Der Zwiespalt, der dem Kind gilt, ist auch bei der Sexualität nicht zu übersehen. Egoistische Ziele eines Partners, ein Kind zu wollen oder nicht zu wollen, haben gegenüber der partnerschaftlichen Liebe und Zuneigung Vorrang gewonnen. Der Mann verliert für seine Frau die Bedeutung als Liebhaber. Im äußersten Fall halten beide Partner ihre Persönlichkeit derart außerhalb des Geschehens, daß der Geschlechtsakt zu einer Samenspende für ein sorgfältig stimuliertes Ei reduziert wird. Die Devise «weil wir uns lieben, möchten wir ein Kind» scheint sich umgedreht zu haben in «wir brauchen ein Kind, damit wir uns wieder lieben können». Einen unglücklichen Selbstheilungsprozeß vollziehen die Ehen, in denen die Partner wie Geschwister oder Kinder fortan ohne Sexualität leben. Zwar mag dadurch die Verkrampfung etwas gemindert werden, aber die gespannte Beziehung um den unerfüllten Kinderwunsch lauert weiter als Belastung. Viele dieser Frauen halten das Kinderbekommen für eine Leistung und sehen ihre Unfruchtbarkeit demzufolge als narzißtische Kränkung, als Verletzung ihres Selbstwertgefühls. Der Partner, der ihnen nicht hilft, diese Leistungen zu vollbringen, wird zum Gegner, unbewußt zum sexuellen Angreifer und Verfolger, der nur die eigene Lust will, den anderen dabei aber in die Leere zurückstößt. Gegen ihn meint die Frau sich wehren und ihr Körperinneres schützen zu müssen. Auf ihn schiebt sie ihre aggressiven Impulse und ihre Angst vor Zerstörung. Ihr innerer Partner wird manchmal statt dessen das noch nicht einmal gezeugte Kind, dem sie später alle Liebe schenken will. So verweigert die Frau oft ihrem realen Partner eine lebendige Beziehung und entlastet ihr Schuldgefühl mit einer idealisierten Bindung an ein Phantasiekind.

Funktionell unfruchtbare Frauen leiden also darunter, ihre Träume nicht verwirklichen zu können. Ihnen selbst rätselhaft und unbeeinflußbar, ziehen sie sozusagen die Notbremse, wenn die Zeichen für ein Kind auf «grün» gestellt werden. Sie beugen unbewußt einer Schwangerschaft vor, sei es auf psychosomatischer Ebene durch Hormonstörungen, Verkrampfungen in der Genitalregion oder durch schwer zu überwindende Unlust bei der sexuellen Begegnung. Der Teufelskreis der Sexualität ist so zu verstehen: Das Paar fühlt sich angespannt, weil es Kinder bekommen will, aber bei deren Ausbleiben wird es sich noch angespannter fühlen. Je intensiver der Kinderwunsch, desto zerstörender die Zweisamkeit, desto ungestillter die Liebesbedürfnisse, aber auch desto erschöpfter die Mutter bei einer schließlichen Geburt und desto ärmer der seelische Raum und kleiner der Kräftevorrat für das Neugeborene. Die Frauenärzte, die diese Verkrampfung und Fassade spüren, wie etwa der Arzt von Susi G., sind oft unbeholfen in ihren Ratschlägen. Er empfahl beispielsweise seiner Patientin, an den fruchtbaren Tagen ein paar Gläser Wein mehr zu trinken, um mit ihrem Mann ganz unbefangen zu schlafen. Oder ein Arzt riet dazu, daß die Patientin ihren Mann verführen solle. Die Diagnose, daß zu wenig Lust im Spiel sei, ist richtig, aber durch manipulative Veränderungsvorschläge wird sich eine solche Störung kaum beheben lassen.

Eine Briefschreiberin, Ute W., liefert mir gleich die Erklärung für ihre geschlechtliche Untererregbarkeit sowie für ihren unerfüllten Kinderwunsch mit: «Ich glaube, daß in meinem Vaterverhältnis auch der Grund für unsere Kinderlosigkeit liegt. Ich spüre, daß mir eine Phase in der Entwicklung fehlt, wo man sich abgrenzt, die ersten Erfahrungen mit dem anderen Geschlecht macht. Meine Bindung an meinen Vater ist aber sehr stark. Ich glaube, daß ich meinem Vater untreu bin, wenn ich mit meinem Mann schlafe, obwohl dieser schon lange tot ist.» Dann erzählt sie Erlebnisse, aus denen hervorgeht, daß ihre Eltern eine sehr angespannte streitsüchtige Beziehung zueinander hatten. Als Kind belauschte sie ein Gespräch ihrer Eltern, in dem die Mutter drohte, mit dem Sohn wegzugehen und die Töchter beim Vater zurückzulassen. Vielleicht ist Ute immer noch unbewußt bemüht, dem verstorbenen Vater die bessere Ehefrau zu werden, muß diese Wünsche aber hinter einer Sexualstörung verstecken. Die Wurzeln der Störungen in der Sexualität und der Fruchtbarkeit liegen möglicherweise weit zurück in der Kindheit.

Die Ambivalenz

> «Gefühlsmäßig schwanke ich zwischen Hoffnung, Freude und totaler Ablehnung gegenüber diesem unverschämten Kind, das nicht kommen will.»
>
> Amélie H.

Ich möchte ein Kind! Manchmal vorgestern und dafür heute nicht. Manchmal später, in einem Jahr oder so. Und dann doch wieder nicht so spät, sondern lieber heute schon. Ich habe Angst davor, eins zu haben, weil ich nicht weiß, wie dann alles sein wird. Möchte ich eins oder nicht? Ich liebe meine Freiheit, zu tun, was ich selber möchte und nicht mein Mann. Ich liebe meinen Mann, weil wir oft glücklich miteinander sind, so oder im Bett. Obwohl wir so verschiedene Ansichten haben, verstehen wir uns gegenseitig immer besser, je länger wir uns kennen. Kennen wir uns überhaupt richtig? Werde ich glücklich sein und genauso frei wie jetzt mit meinem Mann, wenn wir ein Kind haben? Bin ich mit meinem Mann eigentlich glücklich? Je mehr und je länger ich über alles nachdenke, desto weniger kenne ich mich selbst, desto unsicherer werde ich, was ich überhaupt möchte. Ich möchte oft ganz allein sein, aber wenn ich überlege, wie das wäre, dann möchte ich es doch lieber nicht. Ich glaube ich möchte doch ein Kind!

Ändern sich Gedanken nicht auch ständig? Gedanken und Geschmäcker? Und wenn Sie diesen Brief lesen, werde ich vielleicht ganz, ganz anders denken als heute, vielleicht bin ich mir dessen, was ich will, viel sicherer. Aber das war eigentlich noch nie so. Ich weiß nur, daß ich früher immer meinen momentanen Willen durchsetzen wollte. Und wenn es nicht geklappt hat, bin ich aggressiv und bockig geworden. Selbst wenn ich in dem Moment gemerkt habe, daß es eigentlich falsch war, was ich wollte.» (Marianne B.)

Möglicherweise bezieht sich Mariannes letzte Einsicht auch auf ihren Kinderwunsch. Sie räumt ein, es könne falsch sein, was sie wolle. Dennoch hat sie ihren Trotz dem besseren Wissen vorgezogen. Für einen solchen Trotz muß man oft teuer bezahlen – im Falle der Rebellion gegen die ungewollte Kinderlosigkeit mit jahrelanger Abhängigkeit von technischer Medizin.

Wie bei Marianne sieht es in einem Menschen aus, der sich nicht für das eine oder das andere entscheiden kann, der das Zweifeln zu seinem Lebensmotto gemacht hat. Unter Ambivalenz versteht man die gleichzeitige Anwesenheit einander entgegengesetzter Strebungen, Haltungen oder Gefühle zu einer Person oder einer Sache. Ein bißchen Zwiespältigkeit gehört zu jeder Beziehung, ist also eine allzu menschliche, wenn auch nicht immer angenehme Haltung. Doch verhilft sie – gerade in der Kindheit – zu seelischem Wachstum und Festigung der Individualität. Es gibt kein Leben ohne Halbherzigkeiten oder langsames Hineinwachsen in Situationen, für die man sich zunächst nicht eindeutig entscheiden konnte, frei von allen Zweifeln. Doch gibt es Menschen, bei denen die Ambivalenz besonders stark ausgeprägt ist und solche, die einfach nicht ertragen können, daß bei ihnen nicht immer Eindeutigkeit herrscht. Viele Frauen mit unerfülltem Kinderwunsch müssen Eindeutigkeit um jeden Preis zeigen. Schwangere Frauen dagegen müssen Zweifel und inneren Zwiespalt oft nicht verbergen.

Einige Beispiele sollen die Unterschiede nach dem Grad des Bewußtseins und der Reife der Ambivalenz aufzeigen. Während Marianne ihre entgegengesetzten Wünsche offen ausspricht, versucht Tina D. sich ihren Erkenntnissen immer wieder zu entziehen. So versucht sie, ihren inneren Zwiespalt als Trotzreaktion einem Kind gegenüber zu deuten: «Ich glaube, mein Körper wehrt sich nun gegen ein Kind als Trotzreaktion auf diese lange Zeit des Wartens und Enttäuschtwerdens, etwa nach dem Motto: ‹Jetzt will ich nicht mehr!› Wenn mein Körper nicht tut, was ich will, dann soll er auch nicht die Möglichkeit haben, den Zeitpunkt einer Schwangerschaft zu bestimmen.»

Oder Tina nimmt sich selbst nicht als Quelle des Zwiespalts wahr, sondern schiebt ihn dem ungezeugten Kind zu: «Nach zweieinhalb Jahren in der Schwebe komme ich mir wie vereiert vor.» Doch scheint sie selbst diesen unechten Ausweg zu spüren, denn sie fährt fort: «Oder habe ich mich da selber ausgetrickst? Berufstätigkeit ist für mich mit vielen Ängsten verbunden, so daß ich im Grunde froh war, immer eine Ausrede zu haben: Ich kann doch niemandem zumuten, mich anzustellen, wo ich jeden Monat schwanger werden kann. So hänge ich zwischen zwei Stühlen. Immer wenn ich mich im Geist für eine Sache entscheide, kommen mir sogleich wieder Bedenken, ob das richtig ist, ob ich das wirklich will. Das Ergebnis ist, daß ich überhaupt nichts mache. Vielleicht wünsche ich mir so sehnlichst ein Kind, um dem entgehen zu können. Durch meine Untätigkeit verharre ich in einer unguten Situation, in einem Hin und Her.»

An dieser Stelle läßt Tina erkennen, daß ein Kind sie von ihrem inneren Zwiespalt erlösen soll. Sie kann nicht entdecken, daß genau dieser sie von einer Schwangerschaft fernhält. Denn ein Kind kann nur in einem Raum wachsen, der ihm wirklich zur Verfügung gestellt wird, nicht in einem, der abwechselnd geöffnet und verschlossen wird. Zum Schluß beschreibt Tina, daß ihre Einstellung zum Leben schon immer von Ambivalenz gekennzeichnet war: «Jedem Schritt vorwärts ging ein Schritt zur Seite voraus. Erst nach der fünften Klasse Wechsel auf die Realschule, erst Aufbaugymnasium, dann Wechsel auf Wirtschaftsgymnasium; erst ein Semester Architektur, dann Psychologiestudium, keine eigene Stelle, sondern Mitarbeit beim Ehemann. Ich fühle mich wie ein Schmarotzer, der immer nur nimmt und nie etwas dafür gibt. Mir scheint, daß der Beweis, daß ich schwanger werden kann, für mich wichtiger geworden ist als der Wunsch nach einem weiteren Familienmitglied.»

Tina bleibt also in der Mitte mit leeren Händen unglücklich stecken, weil sie sich innerlich weder für noch gegen ein Kind entscheiden kann. Sie sieht nicht, daß eine Entscheidung nicht Verlust, sondern die Möglichkeit einer Erfüllung bedeutet.

Ambivalenz zeigt sich möglicherweise auch in der Tendenz, Nachkommenschaft nur von einem bestimmten Partner abhängig zu machen, insbesondere dann, wenn die Kinder nicht akzeptierter Männer abgetrieben werden. Das Leben des eigenen Kindes gilt nicht als geschützt, wenn es die Bedingung, den richtigen Vater zu haben, nicht erfüllt. Agnes H., die sich mit ihrem neuen Mann sehnlichst ein Kind wünscht, schreibt: «Ich hatte zwei Schwangerschaftsabbrüche, einen 1977 und einen 1983. Die Kinder waren nicht gewollt, weil mir die dazugehörigen Männer als Väter und Partner nicht zusagten. Mein Kinderwunsch ist eng an meinen jetzigen Partner gebunden. Wäre ich momentan alleinstehend und würde schwanger, würde ich jederzeit wieder abtreiben.»

Ihren inneren Zwiespalt einem Kind gegenüber begründet Agnes mit Zweifeln an der Rechtmäßigkeit allzu großer Begehrlichkeit:

«Ich hatte auch plötzlich Bedenken, ob ich diesen Wunsch überhaupt haben durfte. Uns ging und geht es gut, wir haben, wenn auch spät, eine zufriedene Partnerschaft, wir sind gesund. Und dann will man auch noch ein Kind, möglichst nicht behindert, schön und klug. Sollen wir das Schicksal herausfordern mit dem Begehren nach Vervollständigung unserer Zweisamkeit? Wo Licht ist, ist auch Schatten.» Eben diese Schattenseiten auf sich zu nehmen, ist Agnes offenbar nicht bereit.

Sophie P. war ihre Zwiespältigkeit gegenüber einem Kind am Anfang noch wenig bewußt, und sie konnte diese nur über den Umweg von Angstgefühlen erkennen: «Als wir uns damals entschlossen haben, ein Kind zu bekommen, hatte ich jeden Monat furchtbare Angstgefühle, ich würde wirklich ein Kind bekommen. Diese Angst beinhaltete zum Beispiel, meine Unabhängigkeit total zu verlieren, Verantwortung übernehmen zu müssen und mit dieser neuen Situation nicht fertig zu werden. Die Angst war jeden Monat da. Als es mir dann immer unwahrscheinlicher erschien, schwanger zu werden, verschwand diese Angst hinter einer neuen Angst, und zwar dieser, kein Kind zu bekommen. Ich habe mich sehr viel mit mir und diesen

Ängsten beschäftigt, und diese eine Angst ist nicht mehr unterbewußt, sondern ist mir sehr bewußt geworden. Es ist für mich einfach furchtbar, mir auf der einen Seite so sehr ein Kind zu wünschen und dennoch zu wissen, daß ich große Angst davor habe. Wie komme ich nur aus diesem Zwiespalt heraus?»

Sophie mußte sich also erst mit Mühe ihre einst unbewußte Angst bewußt machen, konnte dadurch aber noch keine Lösung finden.

Der größte Grad von Unbewußtheit, also eher eine Verwirrung, findet sich beim Doppelsinn, der Ambiguität. Bei ihm stehen Gegenteile direkt nebeneinander, ohne als gegensätzlich begriffen und gefühlt zu werden. Die Aussage: «Ich will ein Kind – ich will kein Kind –» stellt für Personen mit Ambiguität in ihrem tiefen Inneren nichts Gegensätzliches dar.

Dagmar K. möchte mit ihrem Mann ein Kind haben und hat auch schon alles dafür getan. Sie berichtet über einen Kaufrausch von Spielsachen, Kinderkleidern und Umstandsgarderobe. Dann folgt der Satz: «Es wird immer schwieriger, Lust auf den Verkehr an fruchtbaren Tagen zu haben, denn es ist alles so vorgezeichnet. Nach jeder Blutung lebe ich förmlich wieder auf, habe Freude am Leben, doch später kommt schon unbewußt die Angst und der Frust, ob es diesmal geklappt hat. – Ich war schon mal schwanger und habe es auch zur Welt gebracht, doch leider ist es ohne Grund bereits nach zwei Tagen gestorben.» Einem Kind, daß sie in jungen Jahren ungewollt in einer kurzfristigen Beziehung empfangen hat, gibt Dagmar nicht einmal die Ehre, als ein solches bezeichnet zu werden. Es ist ihr sicher nicht bewußt, daß ihre ganze Ausdrucksweise nicht nur einen Wunsch, sondern auch einen erheblichen Widerstand, ein Kind zu haben, erkennen läßt. Das «Aufleben» nach jeder Periode könnte auch die unbewußte Erleichterung bedeuten, nicht schwanger geworden zu sein.

Bewußtere Formen der Ambivalenz entsprechen einem seelischen Konflikt, den man in einer Psychotherapie gut zugänglich machen und auflösen kann. Der Doppelsinn dagegen, der mehr in der Tiefe der Persönlichkeit angesiedelt ist, erfordert langwierige psychotherapeutische Arbeit. Denn der Kern der Verwirrung bezieht sich nicht auf einen umschriebenen Konflikt wie das Kinderbekommen, sondern auf die Grundstruktur der Persönlichkeit, die Schwierigkeiten hat, Widersprüche überhaupt als solche zu erkennen.

Die Ambivalenz ist wohl das bedeutsamste Phänomen bei der funktionellen Unfruchtbarkeit. Sie ergibt sich individuell aus den Traumatisierungen, der seelischen Entwicklung und der Stärke der oben beschriebenen Gefühle wie Depression, Angst, Haß, Neid, Schulderleben oder Abhängigkeit. Dieser Teil eines Menschen, der sich also – aus psycho-logisch guten Gründen – gegen ein Kind wehrt, darf wegen der mit ihm verbundenen Schmerzen und Scham nicht bewußt werden. Und doch sagt er etwas Grundsätzliches und Wissenswertes über die eigene Person aus. Bei unerkannter und unbewältigter Überforderung kann das eigene Leid unbemerkt und ungewollt an die Kinder weitergegeben werden.

Eigentlich stellt schon die Bedingung vieler kinderloser Paare, zu ihrem Glück unbedingt ein Kind zu brauchen, eine Halbherzigkeit dem Leben gegenüber dar. Bedingungen zu stellen, ist vielleicht der tiefste Ausdruck von Ambivalenz.

So scheint es mir auch ein widersinniges Unterfangen und eine gegen das Leben gerichtete Einstellung, seine Schätze und Vorräte von Liebe zu horten, bis einmal ein eigenes Kind zur Welt kommt. Eine Abwandlung dieses Themas beschreibt Michael Ende in seinem Kinderroman «Momo» anhand der sogenannten Zeitsparkasse. Dort stehlen graue Männer, blutleere funktionalisierte Gestalten, den Menschen die Zeit, die sie nicht zweckgerichtet, sondern in lustvollem Austausch mit anderen verbringen. Unter dem Vorwand, diese weggenommene Zeit für sie in einer Zeitsparkasse zinsbringend anzulegen, berauben sie die Menschen ihrer Lebensfreude. Hier ist es das Verdienst eines einfachen kleinen Mädchens, das seine Freunde liebt, die Welt vor diesem Trugschluß zu retten.

Mögen Paare, die sich derart im Leiden an ihrer Kinderlosigkeit festgefahren haben, auch einer Momo begegnen, die ihnen zeigt, daß rückhaltloser Einsatz und Liebe jederzeit benötigt und oft auch belohnt werden. Ambivalenz dagegen ist häufig quälend für die eigene Person, verletzend für das Gegenüber und verhindert die ersehnte Erfüllung. Sie ist Ausdruck eines oft unbewußten Konflikts, der die inneren Wachstumsprozesse hemmt.

Die Träume

«Vor zwei Jahren waren mir im Traum drei kleine Blondschöpfe begegnet. Der mittlere drehte sich um, sah mich an und sagte: ‹Ich heiße Marius.› Heute glaube ich, mein kleiner Marius hat sich damals schon angekündigt.»

Ariane W.

Träume sind für den Schlaf das, was Kontakte im Wachzustand sind, nämlich die Gewähr für ein gesundes Seelenleben. Deswegen gibt es auch von Natur aus keinen traumlosen Schlaf. Künstlich erzeugter Traumentzug über längere Zeit führt zu erheblichen seelischen Störungen. Der Mensch träumt vier- bis fünfmal jede Nacht, auch wenn er sich meist nicht an Träume, geschweige denn an ihren Inhalt erinnert. Jedermann hat einige klare Träume als festen Besitz, die oft etwas Wesentliches über die Person aussagen. Träume sind, wie Freud gezeigt hat, keine zufälligen, sondern bestimmte individuelle Gebilde, die etwas über den jeweiligen Seelenzustand eines Menschen verraten. Ihre Deutung kann daher immer nur individuell sein. Der Traum hat einen zweifachen Wert für uns*: Zum einen liefert er den Schlüssel zum Verständnis

* Ella Freeman Sharp: Traumanalyse. Stuttgart: Klett-Cotta, 1984.

der unbewußten Phantasien, zum anderen bietet er uns Zugang zum Lagerhaus der Erinnerungen und Erfahrungen. In einem Traum sind zeitliche und räumliche Ordnung aufgehoben, er zeigt also Ähnlichkeiten mit den seelischen Gebilden der Geisteskrankheit. Im Gegensatz zu den klaren Träumen der Kinder ist der Sinn der Träume Erwachsener durch die sogenannte Traumarbeit oft für den Träumer selbst unkenntlich. Der Trauminhalt ist nach Freud die verkappte Erfüllung verdrängter Wünsche, zeigt aber oft auch Entwicklungen und innere Einstellungen.

Aus der psychoanalytischen Behandlung sind Träume nicht wegzudenken. Sie können Informationen liefern und Gefühle aufdecken, zu denen man im Wachzustand keinen Zugang gehabt hätte. Sie werden im allgemeinen in Verbindung mit dem Behandlungsgeschehen gedeutet. Dagegen ist es schwer, einzelne, aus einem Zusammenhang gerissene Träume zu verstehen. Man benötigt dafür einige weitere Mitteilungen. Das Erzählen eines Traumes außerhalb einer Behandlungssituation setzt großes Vertrauen voraus, da der Träumer etwas von sich preisgibt, dessen Sinn er oft selbst nicht versteht. Deswegen haben wohl auch nur wenige Frauen in den vielen Briefen an mich über Träume berichtet. Aber diese wenigen, für die ich sehr dankbar bin, möchte ich hier vorstellen und einen Deutungsversuch wagen.

Ein Traum zeigt uns neben anderen Mitteilungen, wie ein Mensch für seine innere Welt Sorge trägt. Der Traum kann uns vermitteln, in welcher Weise jemand auf sich achtgibt und in Kontakt zu sich selber steht. Je nachdem, ob er mit Hoffnung oder mit Hoffnungslosigkeit auf sich selbst schaut, kann man hoffnungsvolle oder hoffnungslosere Träume unterscheiden. Bei den Frauen, die sich ein

Kind wünschen, wird uns der Traum zunächst darüber Aufschluß geben, wie eine Frau zu ihrer eigenen Person steht und wie sie mit dem Kind in sich umgeht. Nur unter diesem Gesichtspunkt, der uns bei unserem Thema ja besonders interessiert, möchte ich die mir mitgeteilten Träume behandeln. Beginnen wir mit einem hoffnungsvollen Traum.

Die 36jährige Uta G. hat folgenden Traum, nachdem sie sich in Gedanken mit einem Brief an mich beschäftigt hat: «Meine Mutter hatte Zwillinge bekommen. Ein Kind war tot (ein Bruder ist nach der Geburt gestorben) – das zweite Kind hätte ich zu versorgen gehabt. Es war winzig wie eine kleine Babypuppe und paßte genau diagonal in eine kleine Plastikdose, die man zum Einfrieren verwendet. Ich hatte, da soviel zu tun war – Mutti war im Traum tot, sie wäre ja bei meiner Geburt fast gestorben –, das Kind verlegt, in irgendeiner Schublade. Als ich es suchte und daran dachte, es zu versorgen, kam ich in eine ungeheure Entscheidungsnot: Gab ich dem Kind etwas zu trinken – würde es weiterleben, da aber schon fast ‹ausgetrocknet›, wohl schwer krank sein –, würde ich nichts zu trinken geben, würde es in Vergessenheit geraten! Ich muß mich wohl doch dafür entschieden haben, das Kind zu versorgen, da die Gesichtskonturen sich bewegten und größer wurden – das Gesichtchen ähnelte dem meines verstorbenen Bruders. Obwohl damals dreieinhalb Jahre alt, kann ich mich noch genau an ihn im Sarg erinnern – ebenfalls ähnelte es aber auch unserem Sohn als Säugling.»

Um diesen Traum zu verstehen brauchen wir einige Daten aus Utas Leben, die sie mir in mehreren Briefen mitgeteilt hat. Sie ist das dritte von fünf Kindern und hat zwei ältere Brüder, die ein und zwei Jahre vor ihr geboren sind.

Der Arzt hatte der Mutter weitere Kinder untersagt. Weil aber der Vater nach Mutters Aussagen so ‹unvernünftig und unverschämt› war, kamen noch drei weitere Kinder dazu, und zwar Uta, ihr dreieinhalb Jahre jüngerer Bruder und eine sechs Jahre jüngere Schwester. Die Mutter war nach allen Geburten immer ziemlich lange bettlägerig wegen der schwierigen Entbindungen. Daß die Situation nach Geburt und Tod des kleinen Bruders besonders schlimm war, versteht sich von selbst. In Utas Zuhause gab es ein Geschäft mit einer Werkstatt im Aufbau, in der der Vater viel arbeitete, aber die Mutter beim Verkauf mithelfen mußte. Ferner hatte die Mutter ein Haus, zwei Gärten und die vielen Kinder ohne Hilfe zu versorgen. Meist hatte diese einen Arbeitstag von 18 Stunden und für die Kinder keine Zeit. Der Vater jammerte viel und schlug die Kinder öfter mit der Lederpeitsche.

Diese Informationen seien in das Verständnis des Traumes mit einbezogen, und so ergibt sich: Hier geht es um die Verarbeitung von einer schwierigen Lebenssituation, als Uta dreieinhalb Jahre alt war, der Bruder geboren wurde und gleich danach starb. Wir erkennen: Uta wurde von ihrer Mutter zu dieser Zeit völlig alleingelassen. Ja, vielleicht wußte sie wirklich nicht, ob diese noch lebte oder sie im Stich gelassen hatte. Weil sie damals dringend Unterstützung gebraucht hätte, breitete sich eine große Hilflosigkeit in ihr aus. In dieser schwierigen Situation entschied sich Uta im Traum dazu zu leben, wenn auch der Bruder und möglicherweise die Mutter gestorben waren. Sie sagt zu sich selbst: «Selbst wenn ich verlassen und aufgegeben worden bin, muß und will ich für mich allein Sorge tragen.» Im Traum hat sie sich dazu entschieden, das hilflose Kind, das sie damals war, zu suchen und zu füttern.

Wir können also nachträglich feststellen: Uta wurde zu dieser Zeit als Kind sehr geschädigt und durchlitt eine depressive Phase. Ihre Mutter muß sie nicht nur mit der Versorgung, sondern auch mit ihrer gequälten Seele völlig alleingelassen haben. Dennoch ist dieser Traum voller Hoffnung und Stärke. Uta selbst hat damals sozusagen beschlossen, sich nicht verhungern zu lassen, sich nicht aufzugeben. Dieser Entschluß hat ihr Leben geprägt. Deswegen war es ihr wichtig, mir diesen Traum mitzuteilen. Wenn wir Utas Leben heute betrachten, so finden wir bei ihr trotz der frühen Entbehrungen, trotz einiger Schwierigkeiten, Kämpfe und depressiver Zeiten Hinweise auf Kraft und den Willen zur Veränderung: Sie hat studiert und nach einer Eileiterschwangerschaft wegen verklebter Tuben zwei Adoptivkinder angenommen, mit denen sie sehr glücklich ist. Nun kämpft sie noch mit ihrem Wunsch nach einem leiblichen Kind; sie hat inzwischen eine Psychotherapie begonnen. Im Traum kümmert sich Uta um einen Säugling, der ihrem Adoptivsohn ähnelt. Sie will sich anders verhalten, als sie es von ihrer Mutter erfahren hat, zieht also eindeutige Grenzen zwischen sich und ihrer Mutter. Dies spricht dafür, daß sie sich von ihrer Mutter losgelöst hat.

Einen anderen Traum, aus dem Hoffnung spricht, beschreibt Rosi Z.: «Ich träumte, daß mein Kind im Nebenzimmer ist und ich es dort vergesse (!) und erst nach Tagen wieder daran denke, es zu füttern, und ich mich fast nicht mehr ins Zimmer traue, weil ich Angst davor habe, daß es schon verhungert ist!»

Von Rosi erfahre ich keine Einzelheiten aus ihrer Lebensgeschichte, dafür aber von ihrer Verarbeitung der ungewollten Kinderlosigkeit. Sie fühlt sich in zwei Teile gespalten. Sie sei sich aller ‹Nachteile› des Kinderkriegens voll bewußt und auch eigentlich «kein mütterlicher Typ, der auf jedes Neugeborene losstürzt, um es zu bewundern. Der Gedanke, meine Unabhänigkeit aufgeben zu müssen und nur mehr Kinder zu wickeln und zu füttern, ist mir auch nicht ganz angenehm. Allerdings ist diese Sehnsucht nach Unabhängigkeit mittlerweile bei weitem kleiner als der Wunsch nach einem Kind. Obwohl ich mir ziemlich sicher bin, daß eine gewisse innere Ablehnung bei mir da ist, gibt es auch einen anderen Teil in mir, der sehnsüchtig auf ein Kind wartet. Ich finde den Gedanken, keine Kinder zu haben, trostlos und unerträglich.»

In dem Bewußtsein dieser zwei Anteile in sich deutet sie ihren Traum selbst als Zeichen von Angst vor dem Kinderbekommen. Verstehen wir nun die Beziehung, die sie im Traum zu ihrem Kind beschreibt, als eine Beziehung zu ihrem Selbst, so bedeutet das Traumbild, daß es niemanden gibt, der für ihre innere Person sorgt. Dem einen Teil ihres Selbst – offenbar dem abgelehnten Anteil – gibt sie weder Essen noch Energie, sie will ihn nicht «füttern». Rosi hat, so schreibt sie, große Angst davor, von einem Kind ganz vereinnahmt, ja aufgefressen zu werden. Möglicherweise hat also dieser «vergessene» Teil in ihr selbst etwas mit ihrer frühkindlichen Gier zu tun, mit der sie weder bei sich selbst noch bei einem Kind konfrontiert werden möchte. Einen Teil ihres Selbst sterben zu lassen, um nicht mit ihm in Kontakt zu treten, ist jedoch keine Lösung. Rosi braucht statt dessen jemanden, der mit ihr in diesen abgelehnten Teil ihres Selbst geht, um mit ihr zusammen zu schauen, was sich dort befindet. Es ist ein guter Traum, weil sie in ihm und mit ihm um Hilfe fragt. Er ist sozusagen eine Botschaft an die äußere Welt und drückt deshalb Hoffnung aus.

Dora U. schreibt mir einen Traum, der sie einige Zeit sehr verfolgt hat: «Ich habe vor kurzem geträumt, daß ich in früherer Zeit im Dschungel gelebt habe, und die Männer meines Stammes mich töten wollten, weil ich als unfruchtbare Frau nichts bringe.»

Aus Doras Lebensgeschichte erfahre ich, daß sie erst 21 Jahre alt ist und im selben Jahr schon zwei Fehlgeburten ohne organische Ursache hatte. Sie wolle aber nicht irgendwann ein Baby, sondern jetzt! Diesen kindlichen Trotz verstehe ich, als ich in ihrem Brief lese, daß ihre Mutter gerade noch ein Baby bekommen hat, bei dessen Anblick Dora immer weinen muß. Auch ihre Schwiegermutter hat bereits angeboten, für Dora ein Baby auszutragen. Es ist in der Tat nicht leicht, wenn die Mutter noch ein Kind bekommt, obwohl eigentlich ihre Tochter altersmäßig «an der Reihe» wäre. Und es muß niederschmetternd auf Dora wirken, wenn ihre Schwiegermutter ihr die eigene weibliche Potenz vorhält.

Doras Traum wäre folgendermaßen zu deuten: «Viele Männer» im Traumbild stehen für eine wichtige Figur. Ein Mann von «früher im Dschungel» steht für den Mann aus ihrer früheren Lebensgeschichte, ihrer Kindheit, und das ist ihr Vater. Dora scheint mit sogenannten ödipalen Wünschen an ihren Vater verhaftet geblieben zu sein, das bedeutet: Sie wünscht sich im Grunde von ihrem Vater ein Kind und nicht von ihrem Mann. Der Vater seinerseits bestraft die Tochter dafür, daß sie so verbotene Wünsche hat und neidisch auf ihre Mutter ist und tötet sie deswegen. Sie selbst straft sich auch für ihre verbotenen Wünsche, indem sie die Kinder in ihrem Bauch «sterben läßt». Denn diese wären ja sozusagen lebende Zeugen ihres unerlaubten Begehrens. Dora sitzt also im Gefängnis mit ihren aus der

Kindheit stammenden Gefühlen für den Vater, die ihr den Weg zur eigenen Reife als Frau und damit zu ihrem Ehemann versperren. Dieser Traum zeigt zwar noch keine Hoffnung, aus dem Gefängnis herauszukommen, aber er ermöglicht Dora, sich Rat zu holen und in einer Psychotherapie dieses Loslösungsproblem durchzuarbeiten.

Antonia J. schreibt mir von einem Traum, den sie vor vielen Jahren gehabt hat: «Ich hatte einen Traum, in dem ich immer einem Kinderwagen hinterherlief, der einen Berg herunterrollte; immer, wenn ich den Wagen gerade fassen wollte, rollte er weiter.»

Von Antonia erfahre ich, daß sie das dritte, ungewollte Kind eines Spätheimkehrers ist. Der Vater, der die Familie mit Heimarbeit ernährte, arbeitete in der Zweizimmerwohnung, in der man zu fünft wohnte. Sie wurde überbehütet, eingeengt und erfuhr irgendwann durch Zufall, daß ihr Bruder nicht das leibliche Kind des Vaters ist. Abends wurde sie oft alleingelassen, da ihre Mutter zum Putzen oder mit dem Vater ins Wirtshaus ging. Sie hatte immer panische Angst vor dem Alleinsein. Sie floh mit 17 Jahren in eine erste unglückliche Ehe. Trotz anderer Frauengeschichten und vieler Schläge heiratete sie ihren ersten Mann nach einer mehrjährigen Trennungszeit zum zweitenmal. Doch wiederum verlor sie die Kontrolle über ihn und ihr Glück. Sie fing an zu trinken, ihre Eltern starben, sie heiratete zum drittenmal. Dieser Mann verheimlicht ihr, daß er keine Kinder will, und gestand ihr das erst, nachdem sie sich einer Unterleibsoperation unterzogen hatte. Nun ist sie in vierter Ehe glücklich verheiratet. Ein Leben ohne Kinder kann sie sich nicht vorstellen. Doch ahnt sie auch, daß sie sich damit abfinden muß, «daß ich vielleicht wie in dem Traum hinter meinem Kinderwagen herlaufen muß, ohne ihn zu erreichen». Sie versucht immer wieder, die verlorengegangene Kontrolle über sich, über ihre Kindheit zurückzuerlangen und ist verzweifelt, daß sie es nicht schafft.

In diesem Traum gibt es weniger Hoffnung als in den zuvor besprochenen Träumen. Vielleicht sollte Antonia doch mit dem Verzicht auf Kinder leben, um ihre Energie, die sie jetzt für den Aufbau einer stabilen, angstfreien Partnerschaft benötigt, voll einsetzen zu können.

Ein letzter Traum, der auch nur von geringer Hoffnung zeugt, sei hier erwähnt. Marlies F. schreibt über Alpträume, aus denen sie oft weinend erwacht: «Zum Beispiel, daß ich beim Arzt war, und er hat mich ausgelacht und erklärt, ich sei eh schon zu alt zum Kinderkriegen. Oder ich träume von irgendwelchen Begegnungen mit schwangeren Frauen (dem gehe ich, so gut es möglich ist, aus dem Weg).»

Aus Marlies' Leben erfahre ich viel Unerfreuliches, wenn sie auch immer wieder versucht, alles zu verharmlosen und niemanden zu belasten. Ihre Eltern haben in ihrer Kindheit so viel gestritten, daß sie in eine Kinderpsychotherapie gehen mußte. Zu ihrem Vater hatte sie nie eine gute Beziehung. Heute leidet er an Schizophrenie. Die Mutter ist sehr pessimistisch und kann nichts Gutes stehenlassen – wie im Traum, in dem Marlies für etwas Gutes, was sie zu haben glaubt, ausgelacht wird. Die Eltern trennten sich, als Marlies 17 Jahre alt war; jeder heiratete sofort wieder. Zu dieser Zeit entwickelte Marlies eine Eß-Brech-Sucht, vielleicht in der ungestillten Sehn-Sucht, doch viel Gutes in sich aufzunehmen. Über sich selbst schreibt sie, daß sie psychisch sehr labil sei und sich alles sehr zu Herzen nehme: «Aber je weniger meine Umwelt auf mich und mein Problem reagiert, desto heftiger werden mein Schmerz und meine Heulanfälle.» Dieses Verhalten spricht dafür, von einer Mutter nie richtig verstanden worden zu sein und von dem Zwang, diesen Mangel mit deutlich sichtbaren Zeichen kundzutun, damit überhaupt jemand sie wahrnimmt und eine Reaktion zeigt. Marlies schreibt, sie könne keinen Kinderwagen und keine schwangere Frau sehen, ohne sofort «in Selbstmitleid zu zerfließen». Selbstmitleid ist oft das bewußte Gegenteil von unbewußten aggressiven Gefühlen. Einerseits mißgönnt sie anderen Frauen wohl ihr Glück mit den Kindern und hat möglicherweise den unbewußten Impuls, dieses zu stören. Auf der anderen Seite beneidet sie die Kinder um die mütterliche Wärme, die sie zu spüren glaubt und die sie selbst als Kind so schmerzhaft vermißt hat. Das besagt auch ihr Traum. Der Arzt, der wohl ihre Mutter oder ihren Vater darstellt, tut ihr nicht gut, sondern er stößt sie in ihren vertrauensvollen Wünschen zurück. Sie trägt kein gutes inneres Bild von ihren Elternfiguren in sich. Auch für sie wäre es besser, den vergeblichen, die Lebenslust raubenden Versuchen, doch noch ein Kind zu bekommen, ein Ende zu setzen. Dieser Traum ist eher pessimistisch und mit wenig Hoffnung erfüllt.

Anhand dieser Lebensgeschichten wollte ich zeigen, wie sich in Träumen innere Einstellungen und Hoffnungen widerspiegeln. Schenkt man ihnen Beachtung und bemüht sich, ihren Sinn zu verstehen, so können sie eine Hilfe sein, wichtige Entscheidungen für das eigene Leben zu fällen.

Wegen ihrer Aussagekraft bezüglich der inneren Einstellung zu sich selbst ist auch ein Vergleich von Träumen zu Beginn, während und am Ende einer Psychotherapie aufschlußreich. Das Traumbeispiel von Ursel L. aus der Mitte einer Behandlung soll den Weg zeigen, den sie bisher zurückgelegt hat. Zu Beginn der Behandlung zwei Jahre zuvor schildert mir Ursel folgendes innere Bild von sich selbst, das während einer Tiefenentspannung in ihr aufgestiegen war: Um sie und um ihre Mutter herum ist eine Mauer aus unendlich vielen Brüsten, die drohend und abweisend aussehen. Die Brüste wirken hart und kantig wie Waffen, die Zwischenräume wie Schießscharten. Dieses Bild ruft in ihr Angst, Wut, aber auch Erregung hervor. Wir arbeiten heraus, daß ihre Mutter für sie eine kalte, uneinnehmbare Festung darstellt. Ihre innere verzweifelte Einsamkeit wird an diesem Bild deutlich. Aber diese tödlichen Teile der Mutter leben auch in ihr selbst, und warme Gefühle sind bei ihr auch nur von kurzer Dauer. So muß sie ihren Leib gegen alles verschließen, was in sie eindringen könnte. Ihre Ausstoßmechanismen sind also gegen den Samen und ein Kind gerichtet, solange sie so große Angst vor Zerstörung in sich fühlt. Im Laufe der Therapie beginnt diese Mauer einzustürzen, und zwei Jahre später hat sie folgenden Traum: «Ich sehe eine schwangere Brust, voll und weich, mit dunklen Brustwarzen und großem Hof, das war ein schöner Anblick!»

Zwar stellt dieses Traumbild auch nur einen Teil der Mutter dar, nämlich die Brust, und zeigt sie noch nicht als ganze Person. Doch ist dies ein Traum der Zuversicht und der Hoffnung nach Geborgenheit, Wärme und Elternschaft. Es wird deutlich, daß Ursel inzwischen ein Urvertrauen entwickelt hat, von ihrer Umwelt sicher und liebevoll gehalten und getragen zu werden.

Leidvolle Erfahrungen

> «Vielen steht dieser unerfüllte Kinderwunsch im Gesicht geschrieben und mir graut davor, irgendwann auch einmal so auszusehen. Wenigstens stößt man in dieser eingefleischten Gesellschaft auf Verständnis.»
>
> Amélie H.

Schädigungen, von denen Menschen betroffen sind, kann man in ihren letzten Auswirkungen nicht messen, es ist eben «ein gerüttelt Maß», wie der Volksmund sagt. Auch gibt es keine geradlinige Verbindung zwischen traumatischen Ereignissen und Unfruchtbarkeit. Ja, häufig sind jene dem Betroffenen selbst nicht bewußt und so versteckt, daß sie sich nur dem geschulten Beobachter nach Herstellung eines Vertrauensverhältnisses erschließen. Etliche Briefe, die ich von Frauen mit unerfülltem Kinderwunsch erhalten habe, sind erschütternde Dokumente leidvoller Erfahrungen im Kindesalter oder verletzender Erlebnisse in späterer Zeit.

In Anke D.s Brief werden wir Zeuge einer grausamen Tragödie: «Im April 1986 haben wir unser Wunschkind, einen gesunden Jungen, nach komplikationsloser Schwangerschaft bekommen. Unser geliebtes Kind wurde zwei Tage später bei uns zu Hause von der mich betreuenden Hebamme aus Versehen mit von ihr mitgebrachter Seifenlösung gefüttert. Unser Kind starb am selben Tag daran. Wir sind so erschüttert und unglücklich gewesen, daß wir manchmal nicht mehr weiter wollten. Jetzt, nach zehn Monaten, leben wir wieder unser Leben, nicht wie es vorher war, aber eben doch besser als im letzten Jahr.

Wir wollten sofort wieder schwanger werden, aber es hat bisher nicht geklappt. Wir führen trotz unseres Unglücks eine sehr harmonische, liebevolle Beziehung und wünschen uns sehnlichst, wieder ein Kind zu haben. Wir haben soviel Liebe in uns und wissen nicht, wohin damit. Mein Frauenarzt (psychosomatisch orientiert) hat uns anfangs nur immer beruhigt und Mut gemacht. Ich ahnte, daß ich wohl eine Störung hatte. Natürlich kann niemand sagen, inwieweit diese Störung psychisch bedingt ist oder doch mehr körperlich. Nach acht Monaten wechselte ich den Arzt, ließ einen Hormontest machen, und es wurde festgestellt, daß ich eine Gelbkörperinsuffizienz hatte. Der Arzt riet mir sofort zu einer Hormontherapie, die wir aber ablehnten. Wir hatten uns selbst informiert und waren von der hohen Abortrate, 10 bis 20 Prozent unter Dyneric, erschreckt. Nun nehme ich ein homöopathisches Mittel, das noch keine positive Veränderung gebracht hat. Wir sind jetzt sehr verunsichert und wissen überhaupt nicht mehr, was wir tun oder nicht tun sollen. Alle guten Ratschläge, die wir in den vergangenen Monaten erhalten haben: ‹Nun seid mal wieder ganz locker, besinnt euch auf ganz andere Sachen!› usw. haben uns eigentlich erst unter Streß gestellt. Bis zur ersten Schwangerschaft hat es auch ungefähr ein Jahr gedauert, ich hatte einen erhöhten Prolaktinwert. Können Sie uns wohl einen Rat geben? Körperlich bin ich – nach Untersuchungen von beiden Ärzten – gesund. Eisprünge habe ich wohl auch, aber die zweite Phase ist sehr kurz, die Temperatur bleibt nur acht bis zehn Tage höchstens oben. ... P. S.: Anbei kurze Skizze der Temperaturkurven von August letzten Jahres bis heute. Die Hormonanalysen ergaben folgendes Ergebnis: (hier werden alle Werte aufgeschrieben) ... in Frage kommt die Verordnung eines Ovulationsauslösers.»

Als ich den Brief las, wußte ich zunächst nicht, ob ich erschrockener war über das grausame Ereignis oder verwirrter über die zweite Briefseite, die vollgemalt war mit Temperaturkurven in zwei Farben, und Eisprünge, Laborwerte und Medikamente anzeigte. Dann begriff ich, daß Anke sich als gespalten erlebt, so wie die beiden Briefteile das Bild darstellen. Auf der ersten Seite stehen ihre traumatischen Informationen, auf der zweiten ihre körperlichen Daten. Zu beiden hat sie keinen gefühlsmäßigen Kontakt. Es gibt zwischen ihnen keine Verbindung, Anke weiß nicht einmal, daß beide Seiten in ihrer Person zusammengehören. Den psychosomatisch orientierten Frauenarzt, der ihr behutsam helfen wollte, diese zwei Teile zusammenzufügen, verließ sie nach acht Monaten – also fast nach der Dauer einer Schwangerschaft, die ihr aber eben kein lebendiges Kind eingebracht hatte. Sie ließ ihn nicht zu Wort kommen, als er ihr mitteilen wollte, daß solch ein tragisches Ereignis Zeit benötigt, verarbeitet zu werden. Dabei brauchte sie eigentlich jemanden, der ihr erlaubt, genügend lange Zeit traurig und vor allem zornig zu sein. Von der verzweifelten Wut auf eine Frau, die ihr Kind fahrlässig getötet hat, findet sich in dem Brief kein Wort. Aber Anke kann nicht warten, bis sie ihre Gefühle verarbeitet hat, nicht einen Monat lang: «Wir wollten sofort wieder schwanger werden ...» Ihre Begründung dafür lautet: «Wir haben soviel Liebe in uns und wissen nicht, wohin damit...» Dieser Satz erscheint mir eine schwerwiegende Verleugnung der Realität. Nein, Liebe haben sie derzeit nicht in sich, wohl aber Haß, Angst, seelische Schmerzen und Leere. Warten aber bedeutet, die psychischen Schmerzen auszuhalten, daß man sein einziges Kind verloren und jetzt keines hat. Der psychische Schmerz der Leere erscheint ihr so groß, daß sie kopflos handelt und versucht, sich zu füllen. Sie mißachtet den Rat ihres Arztes, gerät in Verwirrung: «Natürlich kann niemand sagen, inwieweit diese Störung psychisch bedingt ist...» Ihr erster Frauenarzt hat es ihr gesagt, aber sie wollte es nicht hören. So sucht sie sich einen anderen, einen handelnden, der die Leere füllt. Das vertieft die Spaltung in ihr und verringert ihre Chancen, durch Verarbeiten ihrer Schmerzen zu einem neuen leib-seelischen Gleichgewicht zu finden. Zunächst muß sie von ihrem Sohn wirklich Abschied nehmen, das bedeutet bis ins tiefste Innere zu wissen, daß er gestorben ist und nicht rasch gegen ein neues Kind ausgetauscht werden kann. Erst dann kann sich ihr Körper auf eine neue Schwangerschaft vorbereiten.

Anke mußte auf diesen Sohn bereits wegen einer Erhöhung des Hormons Prolaktin ein Jahr warten. Dieses ist ein Streßhormon und deutet durch seine Erhöhung manchmal erhöhte innere Spannungen und einen Mangel an Urvertrauen an, häufig die Folge von negativen Kindheitserlebnissen. Um so größer wird nach dem Unglück ihre Angst vor einem erneuten Mißgeschick sein. Anke könnte sich aus dieser Situation nur retten, indem sie sich von jemandem helfen läßt, zunächst einmal ihre Leere und ihren psychischen Schmerz wirklich auszuhalten.

Je früher diese Traumatisierungen, also diese belastenden und entwicklungsstörenden Erlebnisse auftauchen, desto schwerwiegender wird der innere Konflikt. Bei Corinna A. beginnen die Versagungen bereits bei der Geburt. Corinna schreibt: «Ich wuchs bei meinen Urgroßeltern auf. Ich bin sicher, daß sie mich sehr geliebt haben, aber ich war sehr verunsichert als Kind, da sie mir bei jedem Streit erklärten, ich müsse dankbar sein, bei ihnen zu wohnen. Wenn es mir nicht paßte, könne ich ja zu meiner Mutter ziehen. Davor aber hatte ich Angst. Meine Mutter arbeitete damals als Bedienung und trank auch sehr viel. Ich war ein schüchternes Kind ohne großes Selbstvertrauen. Als ich elf Jahre alt war, starb meine Großmutter an Unterleibskrebs. Sie starb unter großen Qualen bei uns zu Hause. Fortan lebte ich also mit Opa alleine im Haus. Opa war damals schon 85 Jahre alt. Jede Nacht und jeden Morgen, wenn ich aufwachte, lauschte ich voller Angst, ob er noch atmete. Diese Angst wich auch in den folgenden zwei Jahren nie.

Als ich 13 war, lernte ich bei einem Wochenendbesuch bei meiner Mutter, die inzwischen mit einem Mann zusammenlebte, nicht mehr arbeitete, aber immer noch trank, meinen Mann kennen. Er war damals 19 Jahre alt, hatte die Schule abgebrochen und war arbeitslos – nicht der Traummann, den meine Mutter sich für mich wünschte. Dann begann Opa zu kränkeln, und ich sollte zu Mama ziehen. Ich hatte schreckliche Schuldgefühle, Opa allein zu lassen, freute mich aber auch auf meinen Freund. Das größte Problem aber war Mama. Schon wenn ich aus der Schule heimkam, war sie betrunken. Ich mußte bügeln, einkaufen, alles vertuschen. Mein Stiefvater (sie waren nicht verheiratet, lebten aber schon sieben Jahre zusammen) bemühte sich sehr um Mama, er bettelte, er schrie, er schimpfte, er tat alles, um sie von ihrer Sucht zu lösen, aber er schaffte es nicht. Als er keinen Weg mehr sah, trennte er sich von uns. Mein Freund bot mir an, bei sich und seiner Mutter zu leben. Meine Mutter wollte Roberts Mutter Geld für meinen Unterhalt geben, sie tat es aber nur einmal.

1978 heirateten wir. Nach einer Wartezeit von knapp einem Jahr bekam ich meine Tochter. Ich blieb zu Hause. Finanziell kamen wir so durch. Zwei Jahre später wurde mein Mann arbeitslos. Ich ging putzen, trotzdem wuchsen uns die Schulden über den Kopf. Unsere Ehe war schlecht. Mein Mann behandelte mich immer noch als das kleine, 14jährige Mädchen, ich war inzwischen aber 23 Jahre alt. Er war der Herr im Haus, ich das Dummchen. Ich beschloß, mich von meinem Mann zu trennen und nahm eine Stellung als Bedienung an, obwohl ich mir geschworen hatte, niemals zu bedienen wie Mama, und Alkohol haßte. Meine Tochter war bei meiner Schwiegermutter.

Einige Zeit danach versöhnten wir uns und führen seitdem eine durchschnittliche Ehe. Mit Freuden gab ich das verhaßte Bedienen auf und widmete mich wieder meiner Tochter. Damals erwachte auch der Wunsch nach einem zweiten Kind. Bei der Untersuchung für die Schwangerschaft ergaben mehrere Abstriche einen unklaren Befund. Der Termin für die Entnahme der Gebärmutter stand schon fest. Ich war zwar verzweifelt – nicht die Angst vor Krebs, obwohl ich immer an Oma denken mußte, sondern die Angst, nie wieder ein Kind zu bekommen, machte mich fast verrückt. Das Ergebnis war dann Gott sei Dank negativ. Der Arzt riet mir, ein Kind unbedingt in den nächsten zwei Jahren einzuplanen. Leicht gesagt. Ein neuer Arzt verschrieb mir Hormontabletten. Bei uns beiden wäre alles in Ordnung, sagt mein Arzt, aber ich werde nicht schwanger trotz sieben Inseminationen. Ich habe Angst, Angst, doch noch die Gebärmutter zu verlieren. Ich muß doch schwanger werden, so lange ich sie noch habe. Ich habe keine Lust mehr, mit meinem Mann zu schlafen. Ich bin froh, daß es Inseminationen gibt, obwohl sie schmerzhaft sind, alles noch besser, als mit meinem Mann zu schlafen. Zu meinem Unglück wurde auch noch meine Schwägerin schwanger, schon im ersten Zyklus ohne Pille. Ich war verzweifelt. Warum sie sofort und ich nicht? Ich zog mich zurück, konnte ihren Anblick nicht ertragen. Der Junge ist jetzt fünf Monate alt. Ich habe ihn nur einmal nach der Geburt gesehen. Ich kann es nicht. Ich erzähle jedem, wir hätten die Bemühung aufgegeben. Lauter Lügen. Mein Mann ist nicht so verzweifelt, er sagt, ich solle froh sein, ein gesundes Kind zu haben. Dasselbe sage ich mir auch, aber es tröstet mich nicht. Ich arbeite als Tagesmutter. Ich habe beide Kleinen sehr gern, aber sie führen mir immer wieder vor Augen, was ich verpasse. Ich schaffe es nicht, den Kinderwunsch nicht krankhaft werden zu lassen. In der zweiten Zyklushälfte träume ich jede Nacht davon. Eine Woche, bevor die Blutung kommen soll (sie soll nicht), bin ich Stammgast auf der Toilette. Ich suche die kleinste Blutspur. Habe ich sie dann gefunden, bin ich verzweifelt. Sie schreiben, eine Psychotherapie kann sehr schmerzhaft sein. Aber meine Gefühle, wenn meine Periode einsetzt, sind ebenfalls sehr schmerzvoll. Meinen Zustand halte ich nicht mehr lange aus. Bitte helfen Sie mir. Ich habe den längsten Brief meines Lebens geschrieben.»

Mit der Erzählung ihres Lebens beginnt Corinna nicht am Anfang. Über die ungewöhnlichen Umstände ihrer Geburt sowie über ihre Eltern teilt sie fast nichts mit. Ihr offenbar unbekannter Vater existiert nicht in ihrer inneren Welt. Ebenfalls im Dunkeln bleiben ihre Großeltern. Die Urgroßeltern bieten ihr trotz aller Liebe einen erschwerten Lebensstart. Man spürt, daß sie dem Kind ein gutes Maß an Vertrauen und Verbundenheit mitgegeben haben, doch sie sind alt und gebrechlich. Einerseits können sie zuviel Lebendigkeit und Widerspruch nicht ertragen. Zum anderen brauchen sie selbst viel Sorge und Zuwendung, besonders in Krankheitszeiten. Auch wird Corinna belastet durch die ständige Angst und später die Trauer, daß diese ihr durch den Tod entrissen werden. Ihre Mutter hat in ihrem eigenen Leben keinen Platz für ihr Kind. Sie versorgt fremde Leute und läßt sich lieber vom Alkohol trösten als von ihrer Tochter. Dennoch bleibt diese Mutter, die jahrelang einen sehr engagierten und bemühten Mann an ihrer Seite hatte, eine Art nostalgisches Objekt für Corinna – eine in der Phantasie mit Sehnsucht nach einer heilen Welt verbundene unerreichbare Mutterfigur. Nach der traumatischen Trennung von ihren Urgroßeltern findet Corinna einen Freund, ihren späteren Ehemann, der in ihrer Vorstellung eine Art Ersatzopa wird. Im großen Vertrauen zu ihm und voller Hoffnungen bekommt sie in dieser noch relativ unbeschwerten Zeit ihr erstes Kind.

Doch die leidvollen Erfahrungen gehen weiter und beginnen sich auszuwirken. Die alkoholabhängige Mutter ist nicht in der Lage, für ihre Tochter zu sorgen, auch der Stiefvater erweist sich als unzuverlässig. Nun beginnt für Corinna der unbewußte Wiederholungszwang, das Leben ihrer Mutter zu führen: Sie verläßt ihren Mann, gibt ihre Tochter weg und arbeitet als Bedienung. Doch dann besinnt sie sich und will sich von jener absetzen. Ihren inneren Wunsch, Mutters zerstörte Welt hinter sich zu lassen und etwas Eigenes, Kreatives aus ihrem Leben zu machen, verknüpft sie für sich mit dem Wunsch nach einem zweiten Kind und damit dem Aufbau einer stabilen Familie, die ihre Mutter nie besessen hat. An dieser Lebensschwelle steht sie nun. Der Schritt nach vorn ängstigt sie, bedeutet sein Gelingen doch Triumph und endgültige Lösung von der Mutter. Der genau in diesem Moment vermutete Krebs konfrontiert sie mit schwerwiegenden Verlusten, nämlich dem Verlust eines ersehnten zweiten Kindes, ihrer Gebärmutter und möglicherweise ihres Lebens. Der zeitliche Zusammenhang, den sie im Brief schildert, wird für sie zu einem kausalen: Sie bekommt den Krebs, gerade weil sie so aktiv nach vorn stürmen möchte. Diese bösartige Krankheit, an der bereits die Urgroßmutter starb, sucht sie nun heim, wohl um sie für ihre aggressiven Gefühle der Mutter gegenüber zu strafen. Ihre unbewußte Angst könnte also sein, in dem Augenblick zu sterben, in welchem sie ihre Mutter übertrifft. So darf das Kind nicht kommen. Aber sie kann auch von ihrem Wunsch nicht lassen, da die eigene Entwicklung sie vorwärts drängt. Getrieben von Panik und erregter Hektik wechselt sie die Frauenärzte, als ob sie einen Wettlauf mit dem Tod veranstalten müsse.

Ihr Leiden ist also, in der Mitte zwischen Wunsch und Angst festgenagelt zu sein. Hinter dieser psycho-logisch verständlichen verweigerten Fruchtbarkeit liegt ihr tieferes Leiden, eine Identitätskrise. Elementare Fragen sind in ihrem Leben offen geblieben: Wer ist sie? Was darf sie? Wer und wie sind ihr Vater und ihre Mutter? Was ist ein Ehemann? In einer derartigen Verunsicherung kann sie es sich nicht leisten, ihre Mutter innerlich aufzugeben. Bleibt sie in ihrer Entwicklung an dieser Stelle stecken oder kann sie vorwärtsgehen? Dazu bräuchte sie Orientierung und Hilfe, um die sie bei mir anfragt – ein Zeichen von Hoffnung.

Auch Verlust und Wechsel von Bezugspersonen in der frühen Kindheit sowie schwere Kränkungen können bleibende Verletzungen auslösen und unter bestimmten Umständen zu Unfruchtbarkeit führen. Lena C. schildert ihr Leben als Kind plastisch und ungeschminkt:

«Ich bin 30 Jahre alt und wünsche mir seit zwei Jahren ein Kind. Ich glaube, daß auch bei mir psychische Ursachen für den unerfüllten Kinderwunsch vorliegen. Beide sind wir gesund. Mein Arzt meint, mein Wunsch, ein Kind zu wollen, sei bei mir zu groß. Deshalb sei auch manchmal der Zyklus durcheinander. Irgendwie mag er recht haben, aber ich weiß auch, daß es mit meiner Kindheit zu tun hat, und die war alles andere als schön.

Ich war noch sehr klein, als meine Eltern sich ganz trennten. Die ersten zwei Jahre war ich immer bei Mutti. Mein Vater kam auch ab und zu. Da sie dann bald schon wieder arbeiten wollte, entschloß sie sich, mich in ein Heim zu stecken. Früher war das Recht auf Muttis Seite. Mein Vater konnte da nichts machen. Besuch bekam ich oft von ihm, und als die Heimleiterin meiner Mutter das sagte, verbot sie es. Als ich fünf Jahre alt war, holte meine Mutter mich. Sie hatte inzwischen geheiratet. Er war ein Pole und brachte ein Kind mit in die Ehe und seine Mutter. Es war furchtbar all die Jahre. Sie mochten mich alle nicht. Ich war allen nur im Wege, oft sogar meiner eigenen Mutter.

Mein Halbbruder war dreieinhalb Jahre älter als ich. Sein Name war Eduard. Das viele Böse, das schon mit uns Kindern gemacht wurde, war unverständlich. Zwischen

Eduard und mir wurden so viele Unterschiede gemacht. Ich durfte an vielen Familiendingen nicht teilnehmen, zum Beispiel an Ausflügen, neue Sachen tragen, Tees, Ostern, Karneval usw. Jeweils zu diesen Zeiten bekam ich ein Kindermädchen, solange ich noch klein war! Als ich größer wurde, war ich schon dran gewöhnt. Ach, ich haßte sie alle! Die Mutter meines Stiefvaters hetzte immer gegen mich und Mutti. Wenn er dann getrunken hatte, gab's Prügel, fast jedes Wochenende. Besonders schlug er Mutti. Manchmal konnte sie dann zehn Tage nicht aus dem Haus. Nach jedem Wochenende war auch ich ganz verstört. Ich konnte mich dann nie auf Klassenarbeiten konzentrieren. Hatte ich schlechte Noten, gab's wieder Prügel. Noch Jahre später, als ich endlich fort war von ‹Zuhause›, hatte ich Angst vor jedem Wochenende. Ich könnte noch soviel erzählen, aber ich glaube, Sie verstehen mich. Ich möchte Sie bitten, mir zu helfen. Eigentlich hatte ich immer geglaubt, alles hinter mir gelassen zu haben. Aber als ich glaubte, es sei die Zeit gekommen, wo auch ich (jetzt) Kinder haben möchte, kommen mir jene Erinnerungen wieder zu Bewußtsein, die mir angst machen. Übrigens, mein Mann weiß von alldem nichts, ich möchte es auch nicht, daß er je etwas davon erfährt.»

Lena spürt, daß es eine Täuschung war, ihre schmerzlichen Kindheitserlebnisse überwunden zu haben. Mit dem Wunsch nach eigenen Kindern stehen sie wieder lebendig vor ihren Augen. Sie mußte den Verlust ihres Vaters, vorübergehend auch den ihrer Mutter und den Heimaufenthalt ertragen. Besonders schmerzlich war für sie wohl das Erlebnis, ausgeschlossen zu sein aus dem neuen Familienkreis, eigentlich kein Zuhause zu besitzen, worauf die Anführungszeichen hinweisen. Ferner wird sie geschlagen und von ihrer Mutter nicht geschützt. Das frühe Gefühl von Minderwertigkeit, die unterdrückte Wut über den Verrat ihrer Mutter machen sie verzweifelt und stumm.

Vielleicht könnte sie die schmerzhaften früheren Erlebnisse leichter überwinden, wenn nicht, wie ihr letzter Satz zeigt, ihre Beziehung zu ihrem Mann ebenfalls einen schweren Mangel an Vertrauen verrät. Denn er weiß nichts von all ihren Qualen. Wiederum lebt sie in einem Lügengespinst, in welchem sie sich selbst ständig schmerzhaft verletzt, und noch einmal hat sie nicht die Heimat gefunden, nach der sie sich immer gesehnt hat. Wahrscheinlich lebt sie auch in der unbewußten Angst vor dem Wiederholungszwang: Ein Kind könnte große Änderungen mit sich bringen, etwa sie ausschließen und an den zweiten Platz verweisen. Es wäre für Lena eine große Hilfe, wenn die Beziehung zu ihrem Mann vertrauensvoll und ehrlich sein dürfte. Nur dann könnte sie sich als ganze Person, auch mit ihren negativen Anteilen, aufgehoben fühlen. Im Grunde schließt sie mit diesem Verhalten ihren Mann ebenso aus, wie ihre Stieffamilie es mit ihr getan hat.

Unbewältigte schmerzhafte Erfahrungen können oft ohne Hilfe im Erwachsenenalter nicht aufgelöst werden. Nach sieben Jahren ungewollter Kinderlosigkeit schreibt Luise R.:

«Nach einer Insemination mit Dyneric-Stimulation war der HCG-Wert dann abgefallen. Am 23.08.1987 folgte zu Hause der Abgang der Frucht, und anschließend wurde in der Klinik eine Abrasio vorgenommen (Mitte der 11. Schwangerschaftswoche). Ich fühle mich jetzt körperlich gut, ansonsten leide ich unter starken Stimmungsschwankungen und habe Schuldgefühle meinem Mann gegenüber. Einerseits bedrückt es mich sehr, diese Chance nicht genutzt zu haben, andererseits bin ich fest davon überzeugt, bald wieder schwanger zu werden... Doch nun zu meiner Kindheit: Ich wurde nach einer schweren Schwangerschaft (laut meiner Mutter) mit Kaiserschnitt entbunden und blieb ein Einzelkind. Meine Mutter konnte angeblich wegen meiner schweren Geburt keine weiteren Kinder bekommen. So wuchs ich wohlbehütet in einem Einfamilienhaus zusammen mit meinen Eltern, meiner Oma und der Schwester meines Vaters auf. Meine Mutter war als Näherin ganztags berufstätig, und so wurde ich von meiner Oma großgezogen. Sie ist eine sehr nette Frau. Meine Mutter habe ich immer als überaus fleißige, arbeitsame, duldende und dienende Frau und Mutter im Gedächtnis. Nach ihrer Arbeit versorgte sie den Haushalt, und in den wenigen Minuten, die noch blieben, hat sie mich stets verwöhnt und mit Liebe überhäuft. War ich allerdings nicht das brave Kind, das dankbare Kind, wurde ich von ihr bestraft, indem sie mich in ein dunkles Zimmer sperrte. Ich reagierte darauf stets mit Tritten gegen die Tür und lautem Schreien. Durfte ich dann wieder heraus, bekam ich noch den ‹Hintern› voll. Ich kann bis heute nicht allein in unserem Haus übernachten. Vor der Dunkelheit habe ich panische Angst, sobald ich allein zu Hause bin. Ich führe das auf die Kindheitserlebnisse zurück. Ich war immer recht mager, blaß und krankheitsanfällig...

Während meiner Lehrzeit hat meine Mutter oft tagelang nicht mehr mit mir gesprochen, wenn sie verärgert war. Dieser Unfrieden hat mich sehr belastet. Erst als ich meinen Mann kennenlernte und auch meine Mutter mit meiner Wahl einverstanden war, besserte sich unser Verhältnis langsam. Was mich an meinem Elternhaus sehr gestört hat, waren die beengten räumlichen Verhältnisse. Als

Kleinkind habe ich im Schlafzimmer der Eltern geschlafen, danach bekam ich ein Klappbett im Wohnzimmer, und nach der Heirat meiner Tante im Jahre 1966 durfte ich im Schlafzimmer meiner Oma übernachten (bis zu meiner Heirat). Ein eigenes Zimmer hatte ich nie. Nie konnte ich mich allein in einen Schmollwinkel zurückziehen; irgend jemand war immer da.

Seit meiner Heirat wohne ich sieben Kilometer vom Elternhaus entfernt und bin sehr froh darüber. Seither hat sich die Beziehung zu meiner Mutter ständig gebessert. Einzige Ausnahme und somit Streitpunkt ist unsere unterschiedliche Meinung zu meiner Sterilitätsbehandlung. Sie will mir diese verbieten und sieht nicht ein, daß sie das nicht kann. Mein Vater hat zwar bis zu seiner Pensionierung stets gearbeitet und finanziell für uns gesorgt. Gleichzeitig aber hat er schon immer gerne Alkohol getrunken (Bier und in Gaststätten auch Schnaps). Einmal wollte er in betrunkenem Zustand gewalttätig gegen meine Mutter werden. Ich bin dazwischengegangen und bekam die Prügel. Ansonsten neigt er nicht zur Gewalttätigkeit und hat mich vorher nie geschlagen. Sein Alkoholkonsum war ständiger Streitpunkt meiner Eltern. Meine Mutter hat auch mit meinem Vater oft tagelang nicht geredet, und auch ich sollte dann nichts zu ihm sagen. Die Atmosphäre war furchtbar bedrückend. Wenn ich es nicht mehr ausgehalten habe, bin ich zu meiner Oma geflüchtet (sie bewohnte zwei eigene Zimmer). Das wiederum ärgerte meine Mutter, und schon ging alles von vorne los... Erwähnen möchte ich noch, daß meine Eltern in den 35 Jahren Ehe niemals Urlaub gemacht haben und somit auch ich in den Ferien nie verreist bin.»

In Luises zweitem Brief erfahre ich, daß sie eine weitere

Fehlgeburt hatte und auch eine Retortenbefruchtung trotz Einsetzen von drei befruchteten Eizellen erfolglos blieb. Ferner schreibt sie: «Ich bin eigentlich fest davon überzeugt, daß mir die Belastungen im Beruf, Haushalt und die anstrengenden Behandlungen langsam zu viel werden und da etwas geändert werden müßte. In meinem Beruf setze ich mich selbst großem Druck aus, um zu zeigen, daß ich wenigstens in diesem Bereich eine gute Leistung bringen kann, wenn ich schon nicht fähig bin, Kinder zu bekommen. Nach der Arbeit geht der Streß zu Hause weiter. Haushalt, Garten usw. müssen stets ‹tipp-topp› sein, um auch der Verwandtschaft zu beweisen, daß man doch eine gute Hausfrau sei. Es fällt mir einfach schwer, abzuschalten und einmal nichts zu tun. Obwohl mir mein Mann im Haushalt hilft und nicht sehr anspruchsvoll ist, fühle ich mich total überfordert. Es ist mir aber bis jetzt nicht gelungen, eine Lösung zu finden. Ich wäre gern bereit, an einer Gesprächstherapie teilzunehmen, um die Probleme zu erkennen und vielleicht zu lösen.»

Wie lieblos und funktionell geht Luise mit sich um, daß sie in ihrem ersten Brief nur über den Hormonabfall, nicht aber über das Ende ihrer ersten Schwangerschaft schreibt! Auch berichtet sie sofort über Schuldgefühle ihrem Mann gegenüber, als hätte sie ihm etwas Böses angetan oder antun wollen. Außer daß dieser, ebenso wie sie selbst, eine leichte Befruchtungsstörung hat, erfahre ich nichts über ihren Mann und ihre Gefühle füreinander. Statt dessen nimmt ihre Mutter einen breiten Raum ein und auch die bedrückende Welt ihrer Kindheit. Ihr vorsichtiger Ausdruck «wohl behütet» ist wohl als «bestens bewacht» zu verstehen. Schon durch ihre Geburt wird sie zum Täter an ihrer Mutter: Durch eine schwere Schwangerschaft und eine schwere Geburt habe sie deren Unterleib derart zerstört, daß jene von nun an zu Kinderlosigkeit verdammt war. Sie lebt, um die Opfer, die ihre Mutter ihr bringt und deutlich herausstellt, als solche anzuerkennen. Die Mutter bedarf einer Öffentlichkeit, die ihr für ihre guten Taten Applaus schenkt; und hierzu mißbraucht sie ihr Kind. Sie hält ihre Tochter also seit deren Geburt in der Rolle eines Opfers fest. Luise lebt wie in einem Gefängnis in räumlicher Enge, ohne ein Eckchen für sich, bewacht von vier Erwachsenen. Durch ein eigenes Kind möchte sie diesem Gefängnis entfliehen. Aber sie bleibt eingesperrt in einem dunklen Zimmer, einem seelischen Kerker, in überwachtem Wohlverhalten. Trotz aller Leistung und aller Verdienste als großartige Hausfrau, kann sie den Schlüssel zu ihrer Befreiung nicht finden. Sie müßte gegen die drei Frauen ihrer Kindheit ein eigenes selbständiges Leben durchsetzen. Obwohl sie längst als dreißigjährige verheiratete Frau im eigenen Haus lebt, versucht die Mutter immer noch, das Leben ihrer Tochter mit Verboten zu regeln. Da sie allein den Widerstand nicht proben konnte, bittet sie nun mich um Hilfe, die Gefängnistür aufzuschließen und ihr ein freies Leben zu ermöglichen. Wenn sie es schafft, Hilfe anzunehmen, kann sie vielleicht mit einem Therapeuten dieses Ziel erreichen.

Ich habe hier die Geschichten von vier Frauen beschrieben, die leidvolle Erfahrungen durchlebt haben. Anke mußte den Tod ihres einzigen Kindes hinnehmen. Corinna erlitt eine Krise ihres Identitätsgefühls. Lena erlebte den Verlust eines Zuhauses. Luise entbehrte eine freie eigene Welt. Frauen in vier verschiedenen Lebenssituationen. Gemeinsam ist ihnen, daß sie nicht selbst in der Lage sind, die notwendigen Schritte zu ihrer Befreiung zu tun. Das gewünschte Kind sollte in allen Fällen die Aufgabe erfüllen, das Leid und die seelische Krise zu überwinden und der Frau beim seelischen Wachstum behilflich zu sein.

Die verlorene Kindheit

> «Von meiner Kindheit weiß ich nur, daß ich mein Kind nicht so aufwachsen lassen möchte.»
>
> Rosa G.

Ich erhielt erstaunlich viele Briefe von Frauen, die schon als Kind mütterliche Funktionen ausüben oder als Jugendliche bereits die volle Mutterrolle übernehmen mußten.

Die Kindheit jedoch ist eine wichtige und kostbare Zeit im menschlichen Leben, in welcher der Grundstein für eine stabile seelische Struktur gelegt wird. Erfahrungen von Großzügigkeit und Lebenslust in den ersten Jahren bilden ein Reservoir von Kraft, aus dem man in späteren Krisenzeiten schöpfen kann. In dieser Zeit der größten Verletzlichkeit und Hilflosigkeit brauchen Kinder einen Vater, der die Mutter-Kind-Beziehung als Dritter begleitet, schützt, aber auch relativiert und öffnet. Der Vater wird oft auch als verläßliche Ersatzperson für die Mutter benötigt, wenn diese in ihrer haltenden und tragenden Funktion versagt oder ihr Kind aufgrund eigener Mängel oder Leiden nicht für das Leben freigeben kann. Nicht wenige Mütter unfruchtbarer Frauen stehlen ihren Kindern seelische Fähigkeiten, ja einige begehen sogar Diebstahl an der Kindheit ihrer Kinder, nicht wenige dieser Väter versagen in ihrer väterlichen Funktion. Auffallend häufig waren die Väter ungewollt kinderloser Frauen abwesend, schwach oder süchtig.

Das Fehlen dieses so dringend benötigten Vaters hat schwerwiegende Folgen für die Entwicklung der Frauen. Hat er sich nicht als verläßliches, vertrauenswürdiges Liebesobjekt für seine Tochter angeboten, bleibt diese in schmerzhafter Abhängigkeit mit ihrer Mutter verstrickt und in ihrer weiblichen Entwicklung gehemmt. In den Briefen fand ich nicht nur verschiedene Ursachen des tragischen Schicksals einer verlorenen Kindheit, sondern auch unterschiedliche Ansätze zur Bewältigung dieses Verlustes.

Thea H. wurde von ihrer Mutter meistens zurückgestoßen und viel zu früh in eine Mutterrolle gedrängt, was ihr jedoch keine Liebe und Dankbarkeit einbrachte: «Auch ich, besser gesagt, wir haben das Problem, immer noch kinderlos zu sein, obwohl bei uns beiden alles in bester Ordnung ist. Ich habe lange darüber nachgedacht, wo bei uns sozusagen der Wurm drinsteckt. Ich habe eigentlich nur eine Erklärung, meine Kindheit! Sie lächeln vielleicht darüber, aber ich muß mir das einfach mal von der Seele schreiben. Meine Kindheit war für mich ein Alptraum. Meine Mutter hatte mich ungewollt und unehelich geboren. Nach der Geburt kam ich zu meinen Urgroßeltern, wo ich bis zum fünften Lebensjahr glücklich aufwuchs. Meine Mutter kannte ich nur von Bildern. Mit fünf Jahren holte sie mich zu sich. Sie war mit einem Alkoholiker verheiratet. Dieser Mann schlug mich und wollte mich abstechen. Er haßte mich. Dann schlug er meine Mutter und warf sie die Treppe runter in den Keller. Sie lebte in ständiger Angst. Dazu muß ich sagen, meine Mutter hatte Knochen-Tbc und ist noch heute stark körperbehindert. Sie ließ sich scheiden. Heiratete aber nach kurzer Zeit einen anderen Mann. Ich schätze und liebe diesen Mann wie meinen leiblichen Vater, den ich bis heute nicht kenne. Wir lebten glücklich zusammen.

Dann wollten meine Eltern ein Kind. Nachdem es nicht klappte, adoptierten sie eines. Meine Mutter wurde schwer krank. Dann hing ich dran, mit Schule, dem Kind und dem Haushalt, und ich war gerade 13 Jahre geworden. Morgens um halb vier aufstehen, die Kälber füttern, das Kind fertigmachen usw. tagtäglich. Das Leben auf dem Lande ist sehr schwer. Mit 15 hatte ich den ersten Freund. Meine Mutter bezeichnete mich als Hure, Schlampe. Dabei war ich immer noch Jungfrau. Mit 16 konnte ich ihre üblen Ausdrücke nicht mehr hören und haute von zu Hause ab.

Ich bin nie wieder zu meiner Mutter zurückgekehrt. Ich habe auch ohne sie mein Leben gemeistert. Abgeschlossene Schulbildung und Lehre. Nach dieser Zeit hatte ich viele sexuelle Kontakte. Ich suchte wohl Geborgenheit. Die fand ich erst vor fünf Jahren bei meinem Mann. Seit drei Jahren sind wir verheiratet und wünschen uns ein Kind. Nach Fiebermessen und Hormonen hab ich die Faxen dick. Rumgeschubst bin ich ja nun genug. Jetzt bin ich so weit und sage mir, vielleicht sind wir auch ohne Kind glücklich. Vielleicht sogar mehr als mit Kind. Als ich das meinem Frauenarzt sagte, meinte er, ich hätte jetzt die richtige Einstellung, um leichter schwanger zu werden, weil der Druck weg ist. Eisprung ausrechnen, ins Bett, Enttäuschung, wieder nicht geklappt. Mit meinem Mann habe ich lange Gespräche geführt. Er wünscht sich so sehr ein Kind, aber ich glaube, ich will kein Kind. Ich habe einfach Angst, wieder zu versagen.»

Bald folgt ein zweites Schreiben: «Vielen Dank für Ihren netten Brief. Zu Ihren Fragen: Ich bin 27 Jahre alt und Abteilungsleiterin in einer Schlachterei. Ein sehr anstrengender Beruf, der mich viel Kraft kostet. Mein Mann ist Handwerker und 35 Jahre alt. Er arbeitet in Wechselschicht. Nicht ganz einfach für ihn, da er oft total überarbeitet ist. Die Beziehung zu meinem Mann ist recht gut. Ich möchte sagen, er ist der einzige, dem ich blind vertrauen kann. Mein Mann ist der beste Freund, und auch als Mann steht er immer hinter mir. Ich habe sowieso keine Freundinnen, da ich außer meinem Mann keinem vertraue. Ich bin da wohl etwas gestört. Meine Urgroßeltern sind beide 1979 gestorben, meine Oma im Mai und Opa im Juni 1979. Einer konnte nicht ohne den anderen sein. Mit Verwandten habe ich keinen Kontakt. Will ich auch nicht! Die waren wie die Aasgeier, als meine Urgroßeltern noch nicht einmal unter der Erde waren. Sie stritten sich um Bettwäsche und Möbel, es war ekelhaft. Diese Menschen waren zu Tieren geworden, die sich um einen Kadaver reißen. Ich stand dem vollkommen hilflos gegenüber und mußte bitter weinen. Wenn ich heute daran zurückdenke, kommt der Haß in mir hoch. Solche Menschen verabscheue ich.

Ich liebe die Einsamkeit im Wald. Es ist so friedlich und so schön ruhig. Im Herbst sammle ich oft stundenlang Pilze. Ab und zu sehe ich meinen Mann mal, oder der Hund läuft mir über den Weg. Mein Mann weiß, daß ich diese Spaziergänge brauche und läßt mich dann in Ruhe. Wir reden Stunden nicht miteinander. Wenn ich ihn dann im Wald suche, muß ich mit ihm reden. Alles, was mir so durch den Kopf geschossen ist. Er legt den Arm um mich und hört nur zu. Danach bin ich wie ausgewechselt. Die Hobbies, die ich habe, sind alle recht ähnlich: Pilze, Blumen und Malen. Bei allen Sachen gehe ich in die Natur. Um, wie ich sage, im Stillen abzureagieren. Ich brauch keine Schreitherapie. Wir wohnen in einer schönen Zweizimmerwohnung mit Garten.»

Theas Kindheit war eigentlich schon mit fünf Jahren zu Ende, als sie von ihren Urgroßeltern weggeholt wurde. Thea hat viele schreckliche Erlebnisse gehabt, hat es aber tatsächlich geschafft, ihre Mutter aufzugeben. Sie bleibt nicht an dem Punkt stehen, an dem sie ihre Mutter verlassen hat, sondern sie sucht für sich neue Wege. Sie hat ihr Leben allein «gemeistert», wie sie mir stolz mitteilt. Sie hat eine gute Beziehung zu ihrem Ehemann. Beide gehen rücksichtsvoll und einfühlsam miteinander um. In der «Mutter» Natur hat sie nun eine bessere Mutter gefunden, die ihr Ruhe und Geborgenheit vermittelt und ihr unbegrenzt alle Schätze für ihre Hobbies zur Verfügung stellt. Das ist wohl die Welt, die sie von ihren Urgroßeltern in guter Erinnerung hat. Sie kann gute seelische Arbeit leisten, indem sie nachdenkt und sich in der Stille besinnt, denn sie hat keine Angst vor der Leere. Nur weiß sie nicht recht, wie sie mit all dem Haß und der Aggression umgehen soll, um sich von den ihr zugefügten Wunden zu erholen. Einem eigenen Kind steht sie zwiespältig gegenüber. Sie ist klug genug, um zu wissen, daß ihre Zufriedenheit nicht von einem eigenen Kind abhängt. Deshalb ist sie auch bereit, auf dieses zu verzichten, falls es sich nicht mehr von selbst einstellen sollte. Sie läßt mich Anteil haben an ihrem Schicksal und ihren Bewältigungsversuchen. Gut wäre es, wenn sie weiterhin mit jemandem sprechen könnte. Sie spürt ja schon bei ihrem Mann, wie sehr ihr das Reden Entspannung, ja vielleicht Heilung bringt.

In einem ähnlich gelagerten Fall erzählt Dagmar W. von ihrer verlorengegangenen Kindheit durch die Erkrankung der Mutter. In einem ersten kürzeren Brief an mich schreibt sie über ihre sexuelle Unlust, ihre Regelbeschwerden und das Gefühl, von ihrer Umgebung zu einem Kind gedrängt zu werden. Ich bitte Dagmar um eine Schilderung ihrer Kindheit. In ihrem zweiten Brief erfahre ich folgende tragische Geschichte: «Selten habe ich Langeweile. Ich besuche Freunde und Schwiegereltern, zu denen ich ein sehr gutes Verhältnis habe. Mit einem Kind wäre ich sehr gebunden. Wenn ich mich allein fühle, ist der Wunsch nach einem Kind am stärksten. Mir ist klar, ein Kind ist immer da. Ich kann es nicht nach Laune weglegen und wieder holen. Wenn mir das bewußt wird, frage ich mich selbst, ob ich das Kind wirklich will oder ob es Lückenbüßer sein soll.

Meine leibliche Mutter kenne ich nicht. Mein Vater ließ sich scheiden, als sie in eine Nervenheilanstalt eingewiesen wurde. Damals war ich knapp ein Jahr alt. Meine ältere Schwester und ich wurden von unserer Oma und meinem Vater großgezogen. Mit sieben Jahren bekam ich eine Stiefmutter wie im Märchen. Sie brachte einen Sohn mit in die Ehe und schikanierte uns, wo sie konnte. Als wir älter wurden, waren wir billige Putzmädchen. Aus dieser Ehe ging, als ich elf Jahre alt war, eine Tochter hervor. Dies verschlechterte die Situation, ich zog mit 19 Jahren von zu Hause aus. Damals kannte ich meinen Mann schon.

An meinem Vater hänge ich sehr. Trotzdem besuche ich ihn nicht oft, denn meine Stiefmutter ist sehr launisch und kühl. Ihr Mann ist mit 27 Jahren an Krebs gestorben, aber meine Mutter lebte. Sie hatte immer Angst, sie könnte eines Tages wiederkommen. Mein Vater hat meine Mutter sehr geliebt; er erzählte mir, wie furchtbar es für ihn war, sie in eine Anstalt zu geben. Als ich älter wurde, sagte meine Stiefmutter, ich würde auch verrückte Kinder bekommen. So was sei vererblich. Mich hat das sehr belastet. So fuhren mein Mann und ich zur genetischen Beratung. Es wurde uns aber gesagt, wir brauchten uns keine Sorgen zu machen.

Vor drei Jahren habe ich einen Anlauf genommen, meine Mutter kennenzulernen. Ich war im festen Glauben, sie sei mittlerweile entlassen. Die Gewißheit, sie ist noch immer in dieser Anstalt, war ein Schock für mich. Ich habe dieses Vorhaben dann aufgegeben. Ich schämte mich, obwohl sie ja nichts für ihre Krankheit kann. Meine Stiefmutter hat immer gesagt, meine Mutter wolle nichts mehr von uns wissen. Ich glaube, ihre Krankheit läßt keine Erinnerungen zu, oder sie hält sich nach den vielen Jahren bewußt zurück, denn es würde alles verändern.»

Als mitfühlender Leser und vor allem als psychoanalytisch geschulte Ärztin ist man zutiefst betroffen von dem Drama dieses Kindes, von seinen Qualen und Schuldgefühlen. Das zentrale Ereignis ist die Erkrankung der Mutter, sozusagen ihr seelischer Tod kurz nach Dagmars Geburt. In der Phantasie des Kindes, das mit magischem Denken stets sich selbst als Urheber aller Ereignisse sieht, wird diese Erkrankung als schuldhaft von ihm verursacht erlebt. Vielleicht hat Dagmar auch geglaubt, den Vater unglücklich gemacht zu haben, der sich von seiner geliebten Frau trennen mußte. Sozusagen als Strafe kam dann schließlich die böse Stiefmutter, die keine Entlastung für das angespannte Beziehungsnetz brachte. Über diese inzwischen auf sich selbst bezogene Angst, schuldhaft etwas zerstört zu haben, berichtet sie in ihrem ersten Brief: «Mit 17 Jahren habe ich die Pille genommen und mit 23 Jahren die Spirale getragen. Als ich nach einem Jahr Schmerzen und Schmierblutungen bekam, wurde sie sofort entfernt. Meine Angst, es könnte aufgrund dieser Beschwerden zu einer Unfruchtbarkeit gekommen sein, ist sehr groß.»

Dagmar fühlt sich offenbar von zwei Ängsten bedrängt: Entweder scheint sie dazu verdammt zu sein, wie unter einem Fluch ebenfalls das Schicksal der Mutter zu erleiden, also nach der Geburt eines Kindes psychisch krank zu werden, oder sie befürchtet, in ihrem Inneren schon zerstört und unfruchtbar zu sein. In dieser Not sucht sie bei Ärzten Hilfe. Der Frauenarzt bestätigt ihr, daß ihr Unterleib intakt sei. Die genetische Beratungsstelle beruhigt sie, daß ihr Keimmaterial nicht «verrückt» ist. So müßte sie Mutters Rache oder den Wiederholungszwang eigentlich nicht fürchten. Doch fühlt sich Dagmar seelisch noch nicht genügend entlastet: Sie unternimmt einen anderen Versuch, sich von der Angst zu heilen, indem sie auf ihre Wünsche nach Mutterschaft ganz verzichtet. In diesem ungelösten Konflikt, in dem es um Leben oder Tod geht, darf kein Kind auf die Welt kommen. Das alles liest sich beinahe wie ein Märchen, in dem es Geheimnisse gibt, die man nicht aufdecken darf. An Dagmars Schilderungen lassen sich viele Fragen anknüpfen:

Ist es möglich, daß eine junge Frau nach der Geburt ihres Kindes wegen einer Psychose in die Klinik eingewiesen wird und diese 25 Jahre lang nicht verlassen darf? Ist es möglich, daß ein Mann seine Frau liebt und diese nie in der Klinik besucht? Warum bringt der Vater seiner kranken

Frau nicht einmal ihre leiblichen Kinder oder hilft ihnen wenigstens, einen Kontakt mit der eigenen Mutter aufzunehmen? Warum kann Dagmar jetzt als erwachsene, verheiratete Frau nicht die Klinikpforte durchschreiten und ihrer Mutter gegenübertreten? Warum kann sie nicht in eine Psychotherapie gehen, um an sich zu arbeiten und das Geheimnis zu lösen?

Drei Jahre lang hatten wir hier nur Fragen, keine Antworten. Bevor Dagmar diese Fragen nicht für sich geklärt hat, wird sie wohl kaum eine Schwangerschaft ertragen und in Ruhe ein Kind aufziehen können.

Kürzlich erhielt ich unvorhergesehen einen weiteren Brief von ihr. Sie erwartet ein Kind und steht kurz vor der Entbindung. Unsere Empfehlung, in irgendeiner Weise zu versuchen, mit ihrer Mutter Kontakt aufzunehmen, hat sie nicht mehr in Ruhe gelassen. Sie suchte einen Psychotherapeuten auf, der ihr den Mut gab, diesen schweren Schritt zu wagen. Auf Anraten der Klinikärzte besuchte sie dort ihre Mutter anonym, um der kranken Frau nach neunundzwanzig Jahren zum erstenmal gegenüberzutreten. Sie empfand keine verwandtschaftlichen Gefühle für sie. Doch spürte sie eine tiefe Erleichterung, ihr Leben befreit zu haben von dem bedrückenden Geheimnis und dem unheimlichen Fluch, die alles beschattet hatten: «Nun hat der Gedanke an meine Mutter nichts Schreckliches mehr für mich. Ich kann besser damit zurechtkommen, daß sie krank ist und von ihr sprechen, ohne mich zu schämen.»

Nach dem Besuch bei ihrer Mutter ordnete sie ihr Leben neu. Sie brach die frauenärztlichen Behandlungen ab, suchte sich eine neue, ganz andere Arbeit, mietete sich mit ihrem Mann eine größere Wohnung und buchte einen Urlaub: «Unsere Ehe wurde wieder wunderschön. Ich löste mich von dem Gedanken, unbedingt ein Kind zu wollen. Sex war wieder Lust statt Last. Jetzt genieße ich es, ein Baby zu bekommen, besonders, seit mein Bauch immer runder wird. Die Freude an meinem Mann hatte ich nach dreieinhalb Jahren zwanghaften Kinderwunsches fast verlernt.»

Helga W. hat zwar einen unfruchtbaren Ehemann, aber trotz der Befruchtung mit Spendersamen tritt bei ihr keine Schwangerschaft ein. Sie schreibt: «Ich bin 22 Jahre, seit vier Jahren verheiratet und arbeite als Akkordarbeiterin. Mein Mann ist etwas älter und Techniker. Wir haben ein Haus und wünschen uns seit vier Jahren ein Kind, doch dieser Wunsch blieb bis jetzt unerfüllt. Da mein Mann zeugungsunfähig ist, ich jedoch organisch gesund bin, haben wir uns vor zwei Jahren zur heterologen Insemination* entschlossen. Dies blieb jedoch auch erfolglos.

Meine Kindheit verlief nicht wie bei anderen Kindern. Mit zehn Jahren wurde meine Mutter sehr krank. Mein Vater hatte früher auf dem Bau einen schweren Unfall, und ich mußte meine drei kleinen Geschwister aufziehen. Bei meinem Vater blieb ein geistiger Schaden zurück. Da unser Haus neben meinem Elternhaus steht, kommen meine Geschwister und meine Mutter mit ihren Problemen, Behördensachen und sonstigen Dingen immer zu meinem Mann und mir. Das schafft uns manchmal ganz schön. Mittlerweile haben wir sie dazu bekommen, daß sie selbständiger werden und nicht mehr jeden Abend zu uns kommen.

Im Geschäft werden mein Mann (zweite Ehe) und ich schon wegen unserer Kinderlosigkeit gehänselt. Die Ge-

* künstliche Befruchtung mit Spendersamen

schwister meines Mannes haben alle ein Kind. In unserem Freundeskreis haben auch alle ein Kind. Viele lassen jetzt fast nichts mehr von sich hören, da sie sich andere Freunde mit Kindern gesucht haben. Das tut uns sehr weh. Am Anfang der Insemination machte es uns noch nicht so sehr viel aus, wenn es nicht klappte, denn wir wußten, daß es einige Male dauern konnte. Doch jetzt, nach 18 Inseminationen (à 400 DM) nimmt man das nicht mehr so leicht hin. Die letzten Male bekam ich starke Depressionen. Doch wir wollen nicht aufgeben.»

In kurzen sachlichen Worten schildert Helga eine schicksalsschwere Lebensgeschichte. Ein kranker und geistig behinderter Vater, vielleicht schon seit ihrer Geburt, und mit zehn Jahren eine schwerkranke Mutter sowie drei kleine Kinder, die Helga fast allein aufziehen muß. Anstatt Hilfe und Fürsorge von ihren Eltern zu empfangen, muß sie ihnen Kraft und Einsatz bis zur Erschöpfung zur Verfügung stellen, ihnen allen sozusagen Mutter sein. Eine unerhörte Überforderung, die bis heute anhält.

Trotz Akkordarbeit, eigenem Haus und erschöpfender Befruchtungsversuche sorgt sie noch immer für Mutter und Geschwister. Dennoch wird kein Wort der Klage, der Ungeduld, der Wut oder der Erschöpfung laut. Nur eine kleine Andeutung im vorletzten Satz verrät, daß lautlos eine Depression naht, die sie mit aller Anstrengung von sich halten will. An dieser Stelle unterläuft ihr ein bedeutsamer Schreibfehler. Helga schreibt das Wort «Ich» groß. Ob sie gerade in diesem depressiven Zustand ein wirkliches Gefühl von sich wahrnimmt und sich wenigstens dann als Mittelpunkt ihres eigenen Lebens empfindet?

Einen so großen körperlichen und seelischen Einsatz kann man als Kind nicht ohne Zorn und Enttäuschung leisten. Doch die Objekte ihres Zorns waren krank und behindert. Das wird die solch heftigen Empfindungen folgenden Schuldgefühle noch verstärkt haben. Das Kind mußte also nicht nur die bewußte Sorge um Mutter, Vater und Geschwister tragen, sondern zudem die unbewußte Last seiner frühkindlichen Haß- und Schuldgefühle. Helga scheint sich jetzt ohne krankhaften körperlichen Befund vor einer «erneuten» Schwangerschaft unbewußt zu schützen. Zunächst heiratet sie einen zeugungsunfähigen Mann. Sie läßt es offen, ob sie infolge einer ersten kinderlosen Ehe seine Diagnose vor der Heirat kannte. Vielleicht wird sie doch eine Ahnung von dieser Schwäche gehabt haben. Jetzt verlaufen unzählige künstliche Befruchtungsversuche mit Spendersamen erfolglos.

Was Helga aufgebürdet wurde, ist zuviel für einen jungen Menschen. Ihr Leben lang hatte sie Menschen um sich, denen sie Mutter sein mußte. Sie braucht jetzt Zeit, um die an sie gestellten Forderungen innerlich zu verarbeiten und sich von ihnen zu erholen. Sie hat noch keinen Platz für ein eigenes Kind. Sich selbst sollte sie die Kraft, die Zeit, das Geld schenken, nicht einem weiteren Kind. Sich selbst sollte sie zunächst eine gute und großzügige Mutter sein. Das Geld, das sie so mühsam im Akkord verdient, ist zu schade für die vielen Rechnungen von erfolglosen Inseminationen. So wäre es besser für sie, einige Jahre zu warten, bis sie dann wirklich einen Platz für ein Kind in sich hat. Möglicherweise wird sich ihr Körper dann auch nicht mehr gegen eine Befruchtung wehren. Doch anscheinend wird sie durch ein zu strenges Gewissen getrieben, ihr Leben nicht zu genießen und sich keine Ruhe zu gönnen. Helga versucht, die Tatsache ihrer Überforderung und ihres Energieverlustes zu verleugnen und sich so rasch wie möglich das «nächste Kind» aufzubürden. Daß sie nun nach seelischer Unterstützung sucht, erscheint mir wie der Wunsch, doch alles noch einmal überdenken zu wollen.

Bei mehreren Frauen, die mir geschrieben oder mich aufgesucht haben, starb ein Geschwisterkind in ihrem Kindes- oder Jugendalter, in einigen Fällen bereits vor ihrer Geburt. Dieser Tod, der häufiger durch einen Unfall als durch Krankheit verursacht war, liegt wie ein düsterer Schatten über der Familie. In einem solchen Kind kann sich Urvertrauen nur schwer herstellen – haben die Eltern in seiner Phantasie doch ihr Kind sterben lassen. So fühlen sie nie die vollkommene Sicherheit, daß ihnen so etwas nicht auch zustoßen könnte. Die von Kindern so nötig gebrauchte Illusion von allmächtigen Eltern können sie gar nicht erst aufbauen. Auch werden diese nachgeborenen Kinder häufig als Ersatz für die toten Kinder gezeugt. Sie werden also nicht um ihrer selbst willen geboren, sondern um den Schmerz der Mutter zu lindern, um etwas in ihr zu reparieren und ihr die Möglichkeit zur Wiedergutmachung zu geben. Zudem sind diese Kinder ständig der Angst ihrer Eltern ausgesetzt, daß sich ein solch grausames Geschehen wiederholen könnte.

Aus dem Brief von Barbara W.: «Ich bin Einzelkind. Meine Eltern stammen beide aus dem Osten – sind sozusagen Vertriebene oder Flüchtlinge. Kurz nach ihrer Heirat wurde mein Bruder Franz gezeugt und kam neun Monate später auf die Welt. Meine Eltern waren sehr glücklich, auch wenn das Leben nunmehr anders verlief. Zur damaligen Zeit verdiente man noch nicht allzuviel, und so wurden die Anschaffungen für die Wohnung mühsam zusammengespart. Mein Vater arbeitete viel, um der Familie ein sorgenfreies Leben zu ermöglichen. Meine Mutter blieb nach der Geburt von Franz zu Hause. Sie war, oder ist es ja eigentlich immer noch, Mutter und Hausfrau mit Leib und Seele. Ja, und sie wollten eigentlich immer zwei Kinder haben, einen Franz und eine Franziska. Nachdem Franz fünf Jahre alt war, geschah leider das Unglück. Er spielte vor dem Wohnhaus mit einigen Kindern. In einiger Entfernung floß der Bach ziemlich reißend vorbei. Meine Mutter konnte die Kinder zwar vom Fenster aus beobachten, doch in einem unbewachten Augenblick fiel Franz in den Bach. Er wurde gleich abgetrieben, mit dem Gesicht nach unten (laut Beobachtungen) und wurde zu spät herausgezogen. Viele hatten Franz vorbeischwimmen sehen, aber keiner rettete ihn. Meine Mutter bekam nach der Nachricht einen Nervenzusammenbruch und war einige Zeit in der Klinik. Mein Vater, der vorhatte, später mal ein eigenes Geschäft zu eröffnen, ließ den Gedanken wieder fallen, da alles so sinnlos geworden zu sein schien. Da es so nicht mehr weitergehen konnte, empfahl der Arzt meiner Mutti bzw. meinen Eltern: ‹Nur ein Kind kann eurem Leben wieder Sinn geben!› Gesagt, getan, nach zwei Jahren wurde ich geboren. Meine Kindheit verlief problemlos, auch wenn ich mir manchmal Geschwister gewünscht hätte. Da Kinder aber viel Geld kosten und mir so weit wie möglich alles zugute kommen sollte, beschlossen meine Eltern, lieber bei einem Kind zu bleiben, dem es gutgehe, als mehrere Kinder unter schlechten Bedingungen oder Verhältnissen zu haben. Also blieb ich allein.

Erwähnen sollte ich noch den jetzigen Gesundheitszustand meiner Eltern und meine Beziehung dazu. Mutti hatte vor ca. 14 Jahren eine Gallenoperation, an der sie heute noch zu leiden hat. Dazu kommt die immer geringer werdende Belastbarkeit, ihre Nervosität (mit ein Hauptgrund ihrer vielen Krankheiten) und meines Erachtens keine Hobbies. Mein Vater wurde durch eine Bandscheiben-Notoperation vor ungefähr fünf Jahren arbeitslos, nach 13 Jahren Beschäftigung im gleichen Betrieb. Durch diese große Enttäuschung und den damit verbundenen geänderten Lebensablauf hat sich mein Vati auch sehr verändert. Die frühere Fröhlichkeit und Sorglosigkeit ist gewichen, statt dessen finde ich Verbitterung und Enttäuschung vor. Gespräche laufen vorwiegend über Krankheiten, Schicksalsschläge oder Tod ab. Das jeden Tag hören zu müssen, geht selbst mir an die Nerven, obwohl ich Mitleid habe.»

Barbara ist eine An-Stelle-von-Geborene. Ihre Verwirrung über den Tod ihres Bruders durchzieht ihr Leben wie ein roter Faden. Zunächst bezeichnet sie sich als Einzelkind, dann versucht sie, ihre Eltern ständig in Schutz zu nehmen und von jeglicher Schuld zu entlasten. Die Mutter habe mit einem Nervenzusammenbruch für eine eventuelle Unaufmerksamkeit gesühnt. Der Arzt hat ihr sozusagen als Arzneimittel für ihre Depression ein Kind verordnet. Barbara mußte der Retter der Mutter sein und ist mit dieser Rolle überfordert. Zwar ist sie froh, im Gegensatz zu ihrem Bruder überlebt zu haben, ja vielleicht triumphiert sie sogar unbewußt über den Erstgeborenen, Mutters Liebling. Gleichzeitig muß sie aber auch mit der schrecklichen Erkenntnis fertig werden, nicht um ihrer selbst willen geboren worden zu sein, ja, ihr Leben dem Tod eines anderen Kindes zu verdanken. Deswegen ist sie unauflöslich an die Vorstellung gekettet, daß sie nicht hätte geboren werden dürfen; muß sie doch zeigen, daß sie den Bruder nicht getötet hat. Erst wenn sie erkennt, daß sie ein Recht hat, geboren worden zu sein – und zwar als sie selbst und nicht als Mutters Objekt – und weiß, daß ihre Mutter zur Zeit ihrer Geburt nicht für sie da war, sondern in Gedanken bei ihrem toten Bruder, kann sie die unbewußte Angst vor dem Wiederholungszwang loswerden, die es ihr nicht möglich macht, eigene Kinder zur Welt zu bringen.

Ihre Eltern sind gebrochene Menschen. Sie haben sich vom Tod ihres Sohnes bis heute nicht erholt. Sie verharren in einem chronischen Schockzustand und einer anhaltenden Depression, die mit körperlichen und psychosomatischen Erkrankungen ausgelebt werden. Barbara hat durch dieses Trauma, das in ihrer Familiengeschichte liegt und auch ihre Zeugung bedingt hat, eigentlich nicht nur ihre Kindheit, sondern einen Teil ihres eigenen Lebens verloren.

Ich habe vier Frauenschicksale geschildert, die eines gemeinsam haben: Alle wünschen sich ein Kind, und allen ging die eigene Kindheit verloren. Welchen Weg haben die Frauen gefunden, um diesen Verlust zu bewältigen? Thea hat nach der Ablehnung durch ihre Mutter nicht aufgegeben und arbeitet gemeinsam mit ihrem Ehemann an einer Überwindung der seelischen Wunden. Dagmar fühlte sich zunächst ohnmächtig gegenüber einem Geheimnis ihres Lebens. Sie konnte dann aber eine Entscheidung treffen, die ihren Wunsch in Erfüllung gehen ließ. Helga versucht, ihre zu frühe Überforderung in der Mutterrolle zu verleugnen. Sie neigt dazu, in ihrer Entwicklung stehenzubleiben und hat große Angst vor einer Veränderung. Barbara beginnt langsam, sich der schmerzhaften Erkenntnis zu stellen, ein Ersatzkind zu sein. Ihre Bewältigung läge darin, sich das Recht anzueignen, geboren worden zu sein. Das

Leben wird nie allein vom menschlichen Willen gesteuert, wie wir ja auch am Tod von Barbaras Bruder erkennen. Bei der psychosomatischen Unfruchtbarkeit gibt es also nicht nur viele Arten von Verletzungen, sondern auch verschiedene Bewältigungsmechanismen.

Das Kinderwunsch-Syndrom

«... entsetzt aufzufahren, um zu sehen, ob mir das Blut neues Blut verkündigt...»

García Lorca: Yerma

Wenn der Kinderwunsch die alles beherrschende Rolle im Leben einer Frau einzunehmen droht, dann besteht die Gefahr, daß er zu einem seelisch belastenden Dauerzustand wird, den ich als «Kinderwunsch-Syndrom» bezeichnen möchte. Ich spreche deswegen von «Syndrom», weil es sich um ein Kennzeichen des Zusammentreffens verschiedener, für sich allein uncharakteristischer Merkmale handelt. Unter diesem Begriff fasse ich diejenigen Persönlichkeitszüge zusammen, die ich jenseits der individuellen Problematik der Frauen in einzelnen Briefen häufig gefunden habe. Da enthüllt sich eine Welt des Jammers und des depressiven Rückzugs, des Stagnierens im Lebensfluß. Diese Züge scheinen sich nach und nach im Charakter zu verankern und wie eine Rüstung oder ein Panzer den lebendigen Kern zu vermauern. Freiheit und Anpassungsfähigkeit der Persönlichkeit werden eingeengt und Energien verschwendet, um einen unnatürlichen Zustand aufrechtzuerhalten. Dieser Ein-für-allemal-Typ vom Stocken der Lebensfreude verhindert die Möglichkeit einer weiteren Entwicklung, da die Antwort auf alle Lebensreize von außen ein starres, schon vorgefertigtes «Nein» ist.

Die Maori, die Ureinwohner Neuseelands, unterscheiden drei Grundelemente der Gesundheit, und zwar den Leib, die Seele und die Lebenskraft. Gerade die Lebenskraft ist es, die den unfruchtbaren Frauen mangelt und die sie also auch nicht weitergeben können. Neben dem Erlöschen der Lebensfreude gehören zum Kinderwunsch-Syndrom Schuldgefühle, Empfindungen von Scham, Kränkung, Haß und Neid, Wünsche nach Konformismus sowie die Anstrengung, eine wundervolle Hausfrau zu sein. Man kennt nur noch verzerrte Befriedigungen, nicht mehr die Lust, sondern nur die Befriedigung, für das aufopferungsvolle, sichtbare Bereithalten eines Nestes anerkannt zu werden. Ihr Glaube an magische Kräfte läßt sie auch exklusive Heilungsmethoden suchen. Eine meiner Patientinnen, die sich mit Spendersamen befruchten ließ, fühlte sich von der Frauenklinik magisch angezogen, um die sie zur Zeit ihres Eisprungs Streifzüge veranstaltete. Obwohl sie wegen der vielen Mißerfolge argwöhnte, der Frauenarzt hätte ihr nur Zuckerwasser anstelle von Samen eingespritzt, mußte sie zwanghaft die Behandlungen fortführen.

Alle Energie dieser Frauen wird auf endlose Aktivitäten verschwendet, wie das Ausprobieren aller medizinischen Methoden und Therapieangebote und dem Sammeln aller möglichen Informationen. So schreibt Mona K.: «Ich las alles, was ich an fach- oder populärwissenschaftlicher Literatur auftreiben konnte, wir ließen uns beide untersuchen, ich schluckte monatelang Hormone, wir hatten Verkehr auf Befehl etc.» So auch Verena R.: «Ich weiß schon nicht mehr, was ich machen soll, kaufte mir Bücher, kosmobiologische Geburtenkontrolle, Ovulationstests, Kalender, lese die Eltern-Zeitschrift, machte Temperaturkurve und nichts hilft, ja, ich bin richtig verzweifelt. Vielleicht ist es seelisch oder hormonell bedingt, aber wer hilft mir?» So werden die Energien im Handeln vergeudet und nicht für das Sein genutzt, für das gute innere Zwiegespräch und die Beachtung tieferer Bedürfnisse.

Eine Frau mit Kinderwunsch-Syndrom befindet sich in einem wahren «Teufelskreis». Mit diesem Wort haben die Frauen in ihren Briefen immer wieder ihren verzweifelten seelischen Zustand beschrieben. Einige bezeichnen diesen Zustand auch als «rollenden Schneeball» oder «Sackgasse». Dieser geschlossene Leidenskreis, aus dem die Frauen selbst keinen Ausweg finden, besteht wie bei einer Sucht aus dem immer gleichbleibenden Wechsel zwischen Rausch und Ernüchterung. Das Auffüllen der Leere beim Eisprung ist der Rausch, die Regelblutung die Enttäuschung. Je öfter dieser Kreis durchlebt oder vielmehr durchlitten wird, desto weniger kann die Leere ertragen werden und desto mehr wird sie zum seelischen Schmerz.

Ina P. schildert diesen Teufelskreis anschaulich: «Ich weiß nur, daß es so nicht weitergehen kann: die entsetzliche Angst vor der nächsten Menstruation, das morgendliche Temperaturmessen, das Warten auf den Eisprung. Es ist ein Teufelskreis. Seit anderthalb Jahren versuchen wir, schwanger zu werden. Von Zyklus zu Zyklus wird die seelische Belastung größer. Irgendwann begaben wir uns dann in ärztliche Behandlung, und von da ab begann das Martyrium. Manchmal denke ich, ich bin nicht ganz normal. Meine Periode versetzt mich jedesmal in Weltuntergangsstimmung. Irgendwie dreht sich alles im Kreis. Egal was ich tue, meine Gedanken landen bei einem Kind. Aber es ist ja auch kein Wunder. Das Theater fängt doch am Morgen mit dem Temperaturmessen an. War der Eisprung oder nicht? Heute wieder Liebe ‹à la carte›? Und ist die Temperatur dann endlich oben, dann heißt es wieder warten und Daumen drücken, daß sie es auch bleibt. Und dann, pünktlich nach elf Tagen, geht sie in den Keller. Und ich bin wieder mal am Boden zerstört. Denn was das heißt, wissen wir ja – nicht schwanger. Ich weiß nicht, wie lange dieser blöde Rhythmus unser Leben noch bestimmen soll. Ich habe die Nase gestrichen voll.»

Derart gefangen tritt Ina in der nächsten Kampfesrunde an, mit noch mehr aufgeladener Wut. Hier gibt es keine Barmherzigkeit mit sich selbst oder dem Partner, Ina glaubt auch nicht an die Barmherzigkeit eines Gottes. Vom Glauben oder von Vertrauen auf eine höhere Macht, welche die menschlichen Geschicke sinnvoll lenkt, ist in den Briefen nichts zu lesen. Die Befruchtung wird zum Maß aller Dinge. Das offensichtliche Fehlen vom Glauben an die Liebe macht den Kampf so erschreckend verbissen.

Ein innerseelischer Teufelskreis ist ein zirkuläres Geschehen von Wechselwirkungen ohne eigentlichen Anfang und ohne Ende. Er kann entstehen, indem man sich eine falsche Prämisse gibt. Diese heißt für die ungewollt kinderlose Frau: «Ich muß unbedingt schwanger werden!» Ohne diese Voraussetzung erfüllt zu haben, kann man im allgemeinen diesen Kreis nicht mehr verlassen, weil man sich nicht mit seinem Scheitern konfrontieren will. Das Gefangensein in diesem Teufelskreis empfinden viele Frauen als Bann. So versuchen sie, ihre Zwangslage zu lösen, indem sie auf den nächsten Monatszyklus hoffen und sich somit in eine neue Zwangslage begeben. Durch innere

Wünsche und Ängste sowie durch äußere Ansprüche anderer fühlen sie sich festgehalten. Durch gezieltes Fragen und Nachdenken könnte vielleicht eine neue Prämisse gefunden werden, etwa: «Ich möchte glücklich sein und meinen Mann glücklich machen.» Im Licht dieser Fragestellung könnte der Teufelskreis als das Gegenteil von dem erkannt werden, was man sich eigentlich so sehr wünscht.

Das kreisförmige Erleben ist gegeben durch die zeitlich regelmäßige, sich abwechselnde Wiederkehr von Eisprung und Regelblutung. Die zwei unterschiedlichen Temperaturphasen unterstreichen das Hoch und Nieder, Oben und Unten des Kreises. Die Empfindungen der Frauen dagegen verteilen sich individuell über die Zeitspanne. Es bleibt ein Leidenskreis. Von der Resignation bei der Regelblutung geht es zur Hoffnung beim Eisprung, die jedoch nur eine Entlastung und keine Erfüllung bedeutet. Dazwischen steigen Gefühle von Angst, Leere, Warten, Schmerz, Ambivalenz, Wut und Trauer auf.

Im Grunde ist Leere, Urzustand und Ausgangspunkt jeder Schöpferkraft. Wo nichts ist, soll etwas werden. Jeder Dichter muß sich zunächst mit der Leere in sich vertraut machen und an ihr leiden, bevor er die Kraft aufbringen kann, sie zu füllen. Die heilsame Kraft des Loslassens zu erfahren, vermeiden unfruchtbare Frauen, weil sie ihnen als zu schmerzhaft erscheint. Durch ihr Leiden nach außen soll ein Leiden nach innen, das als zerstörerisch erlebt wird, verhindert werden.

Das völlige Erlöschen der Lebensfreude, das ich als Luststreik bezeichne, sei hier eingehender betrachtet. Das Wort «Luststreik» soll darauf hinweisen, daß diese Art des Leidens ein vom einzelnen – wenn auch unbewußt –

erwähltes Leiden ist. Was vorher genossen wurde, erscheint nun vergällt und reizlos. Sabine S. berichtet: «Ich möchte einfach mal dreißig Tage nicht daran denken, denn dieser starke Kinderwunsch nimmt mir mittlerweile zu viel Lebensfreude. Ich kann gar nichts mehr richtig genießen, und das ist das eigentlich Traurige.»

Man streikt für bessere Bedingungen. Ansprechpartner ist das Über-Ich, das Gewissen, wie die erheblichen Schuldgefühle zeigen. Dieses muß getäuscht oder besänftigt werden. Getäuscht, weil der Luststreik eine Reaktion gegen den unbewußten Wunsch sein kann, das Leben ohne Kinder, also ohne unübersehbare Abhängigkeiten und Komplikationen, zu genießen. Besänftigt, weil die Kinderlosigkeit als Strafe erlebt wird. Man wird vom Über-Ich bestraft für ein erdachtes Verbrechen, das man in der Vergangenheit begangen haben könnte. Hier können haßerfüllte Phantasien gegen die Mutter, frühe sexuelle Wünsche an den Vater oder auch von der Mutter nicht erlaubte Bestrebungen nach Unabhängigkeit eine Rolle spielen. Der Luststreik ist also eine in Szene gesetzte Strafe. Und da die Frauen so sehr mit unbewußten Schuldgefühlen und Strafphantasien besetzt sind, können sie es nicht genießen, kein Kind zu haben. Daß der Luststreik eine solche Re-Aktion darstellt, zeigen die Verkrampfungen, die Müdigkeit und die durch innere Verausgabung bedingte allgemeine Hemmung. Die Schuldgefühle werden oft auf reale Erlebnisse, wie Abtreibungen oder Pilleneinnahme, verschoben. Dann erleben die Frauen ihre jetzige Unfruchtbarkeit als Strafe für die Zerstörung oder Behinderung des Ungeborenen, also für zuviel genossene Lust. Schuldgefühle kann man auch auf den Arzt schieben, der nicht gut genug ist, um Erfolg zu haben. Oder die Frauen entlasten sich kurzfristig von ihren Schuldgefühlen, indem sie diese in den Müttern ihrer Umgebung hervorrufen, die ihre Kinder nicht optimal betreuen.

Eine Entwicklung zum Kinderwunsch-Syndrom wird begünstigt durch ein sehr strenges Gewissen und fast unerreichbar hohe Idealvorstellungen. Das Über-Ich, als Stimme unserer Eltern in uns hineingepflanzt, ist der Vermittler von einer Generation zur anderen. Zusammen mit den Idealen prägt es unsere Vorstellungen von der Welt und reguliert unsere Bedürfnisse und deren Befriedigung. Zu hohe Erwartungen von seiten der Eltern und eine zu geringe Anleitung für sinnvolle Konfliktlösungen und innere Großzügigkeit im Kindesalter können dazu führen, daß jemand einen energieverzehrenden Damm als Reaktion auf den Strom verbotener Triebe in sich errichtet. Die Frauen, die sich im Teufelskreis befinden, drehen die Wirklichkeit um. Sie sagen, wenn ich kein Kind habe, habe ich auch keinen Spaß. Ich muß also leiden. Dabei sucht die menschliche Natur zunächst nach der Lust und nicht nach einem Kind. Denn Kinder zu haben, bedeutet zu leiden. Im Leben muß immer ein Preis für die Lust bezahlt werden, ebenso wie für den Gewinn, Leben weitergeben zu können. Mit Kindern kommt man oft an den Rand der Kräfte und des Schmerzvermögens.

Solange Adam und Eva noch im Paradies weilten, hatten sie Freude und Vergnügen für sich allein und brauchten nichts an Kinder abzugeben. Als Gott sie aber zur Strafe für ein übertretenes Verbot aus dem Garten Eden vertrieb, sprach er zu Eva: «Ich will dir viel Schmerzen schaffen, wenn du schwanger wirst. Du sollst mit Schmerzen Kinder gebären.» Das offensichtliche Leiden der Unfruchtbaren könnte in diesem Zusammenhang auch den Charakter einer magischen Wunscherfüllung haben wie: Bei solchen Schmerzen muß das Kind ja schon vorhanden sein.

Doch nicht nur das Leiden, sondern auch die Kinderfrage verdrehen diese Frauen von einem «ich möchte» zum «ich muß». Die natürliche Konsequenz ist das Gefühl, versagt zu haben, wenn entsprechende Bemühungen erfolglos bleiben. Das «ich muß» versperrt den Weg zum Verlangen, zur Lust am Kinderkriegen. Nicole K. erkennt dies deutlich: «Mir ist inzwischen klar geworden, daß mein Kinderwunsch dem Kopf und nicht dem Bauch entspringt. Da ich ein Mensch bin, der Entscheidungen verstandesmäßig trifft, habe ich es verlernt, auf meine innere Stimme zu hören und auch nach meinem Gefühl zu handeln.» Sie entdeckt durch Nachdenken, daß ihr Kinderwunsch einem Pflichtgefühl und nicht einem Lebenstrieb entspringt: «Ein Kind – eine Leistung, die ich vielleicht bringen will, weil mein Mann schon so lange hofft, Vater zu werden, weil andere es erwarten, weil ich fürchte, von meinem Mann verlassen zu werden, weil unsere Bekannten Kinder haben und wir in dieser Hinsicht abseits stehen, weil...»

Zur Krisenzeit der Regelblutung kreisen dic Gedanken manch einer kinderlosen Frau nur noch um die Toilettenschüssel. «Rot auf Weiß» erwartet sie dort den Richtspruch ihres unbarmherzigen Leibes. Dort sucht sie nach Spuren von Leben oder Tod, während sie ihr Leben in sich und mit anderen abtötet. «Ab dem 28. Tag bin ich mittlerweile auf einem Selbstbeobachtungstrip übelster Art, denn ich renne ständig zur Toilette und schaue nach, ob ich meine Blutung habe», klagt Veronika S. Der angehäufte verbotene Haß, den sie als Kind nicht verdauen konnte, kommt in dem ambivalenten Symptom eines verschlossenen Leibes zurück.

Der Haß erschreckt auch in dieser verschlüsselten Form die Frauen noch so heftig, daß sie ihm kampflos immer weitere Felder überlassen. So weitet sich die rein biologische Unfruchtbarkeit aus und erfüllt den ganzen Menschen. Der Endzustand ist die Unfruchtbarkeit des Körpers, des Geistes sowie der Beziehungen zu anderen und zur Welt. Dadurch wird zum einen die Umlenkung der Schöpferkraft auf andere Bereiche, die sogenannte Sublimierung, versperrt. Auf der anderen Seite bleibt die gespannte Aufmerksamkeit stets an der schmerzhaft empfundenen Leere des Unterleibs, dem Sinnbild des fehlgedeuteten Leidens, hängen. Gelänge es diesen Frauen, sozusagen im Herzen oder im Geist fruchtbar zu werden, anstatt mit dem Kinderwunsch im Kopf steckenzubleiben, hätten sie bereits viel gewonnen. Diese Frauen stehen in der Blüte ihres Lebens. Nicht jeder Blüte ist es gegeben, eine Frucht hervorzubringen. Deswegen jedoch darf die Blüte keineswegs nur als Vorstufe der Frucht angesehen und ihres Eigenwertes beraubt werden. Die ungewollt kinderlose Frau läuft oft Gefahr, sich bereits in ihrer Blüte vertrocknet zu sehen. Kinder bekommen ist eben nicht das Natürlichste von der Welt, wie viele behaupten, sondern es ist nur eine Fähigkeit von vielen.

«Halt ein», möchte man ihnen zurufen, «besinne dich, denk nach, tue etwas anderes, ändere deinen Sinn! Im Scheinkampf mit dem Teufelskreis bist du allein und unbefriedigt. Verzichte zunächst oder ganz auf ein eigenes reales Kind. Es gibt so viele Kinder oder Erwachsene, denen du etwas geben kannst. Nimm dir doch einen Reiseführer, gib ihm die Hand und mach dich auf eine Reise in deine innere Welt. Setze mit seiner Hilfe dein inneres Wachstum fort und entdecke, was dich bisher so erschreckt und gebunden hat.»

Sigmund Freud hat darauf aufmerksam gemacht, daß der Mensch keinen Zustand unterhält, von dem er nicht wenigstens auch einen kleinen Gewinn hat. Welchen Vorteil, welchen sekundären Krankheitsgewinn, haben also die unfruchtbaren Frauen von ihrem derart mißlichen Zustand? Den offensichtlichen Gewinn hat ihr Gewissen: Das Leiden ist die ausgelebte und vorweggenommene Strafe. Dadurch werden Schuldgefühle vermindert und das Selbst von der eigenen Verantwortung entbunden. Ein solcher leidvoller Kinderwunsch soll also gleichsam eine innere Verfolgung abwenden.

Er kann aber auch anderen Zielen dienen. Manchmal soll er eine unbewußte Rache gegen den Ehemann oder gegen die Eltern darstellen. Auch bietet er sich an als Entschuldigung, in anderen Dingen nicht erfolgreich gewesen zu sein. Ein großer Gewinn ist ferner die kontinuierliche medizinische Zuwendung, die einst vergeblich von der Mutter ersehnt wurde und nunmehr in verschobener und verspäteter Form ausgelebt wird. Der Kinderwunsch, wenn er zum Teufelskreis wird, stellt also eine Art Prothese für einen ungelösten inneren Konflikt dar. Gerade weil die von mir beschriebenen Frauen ein Konfliktbewußtsein entwickelt haben, besteht bei ihnen auch eine seelische Hemmung in der Gebärfähigkeit. Im Gegensatz zu ihnen haben Menschen, die im Kindesalter seelisch oft sehr schwer verletzt oder gar mißbraucht wurden, diese Fähigkeit meist nicht entwickelt und kennen daher keine Störungen des Gebärens. Der Versuch, dem unbewußten Wiederholungszwang zu entgehen, setzt eine ethische Verantwortung für die eigene innere Welt voraus. Ein unbewußter Teil in diesen Frauen wehrt sich dagegen, Kinder in die Welt zu setzen, die in ihrer Vorstellung ein ähnliches Leid erfahren könnten wie sie selbst. Oder aber sie wissen intuitiv, daß sie ihren Kindern nicht genügend Kraft entgegenbringen können, solange eigene seelische Entwicklungen noch nicht abgeschlossen oder eigene grundlegende Bedürfnisse noch nicht erfüllt worden sind. Hierzu gehören das Bedürfnis nach anerkennender liebevoller Sorge und Aufmerksamkeit, eine gesicherte, tragfähige, möglichst von Vater und Mutter gestaltete Umgebung in der frühen Kindheit und schließlich das Recht zu eigenständigem Wachstum.

Die Kinderlosigkeit, nicht jedoch das Kinderwunsch-Syndrom, mag dann sogar sinnvoll für den augenblicklichen inneren Zustand einer Frau sein. Denn dieses ist eine krankhafte Verfestigung, es bedeutet eine Sackgasse. Aus dieser muß sich die Frau zunächst befreien, bevor sie ihren Kinderwunsch klären kann. Die unbewußte Ambivalenz einem Kind gegenüber, die ja einer bestimmten Reife des Individuums entspricht, muß aufgelöst werden. Ein bißchen schwanger gibt es nicht. Oder aber die Ambivalenz der Frau läßt nicht zu, das Kind bis zum Ende der Schwangerschaft sicher zu tragen. Bei Frauen, die eine lange Zeit unfruchtbar gewesen sind, finden wir in der medizinischen Statistik eine erhöhte Fehlgeburtsrate. Der erste Schritt zur Heilung des Kinderwunsch-Syndroms sollte sein, die allgemeine Lebens-Unfruchtbarkeit rückgängig zu machen und das Leben in seiner ganzen Fülle wieder zuzulassen.

Die unverstandene Patientin

«Allmählich bekomme ich das Gefühl, daß die Ärzte machtloser sind als ich selbst.»

Frieda G.

Das Mißlingen körperlicher und technischer Behandlungsmethoden macht deutlich, wie entscheidend die Beziehung zwischen Arzt und Patientin ist, die früher selbstverständlicher Bestandteil aller Heilungsvorgänge war. Dies gilt besonders für den Frauenarzt und für Ereignisse wie Befruchtung, Schwangerschaft und Geburt. Eine Beeinträchtigung dieser Beziehung bei Frauen, die sich in Sterilitätsbehandlung befinden, kann allgemeiner Natur sein oder in einer für Fruchtbarkeitsstörungen spezifischen Kontaktsperre verankert sein. Im folgenden möchte ich zunächst auf die allgemeinen Störungen eingehen.

Erika P. schreibt: «Mit großer Wehmut las ich Ihren Artikel, weil in diesem sachlich berichtet wurde, was mir persönlich seit vielen Jahren unterschwellig bewußt war, aber bisher von keinem Arzt ernstgenommen wurde, und weil es für mich inzwischen wohl zu spät ist, diese Unwissenheit auszugleichen, denn ich bin 47 Jahre alt und seit 24 Jahren verheiratet.

Trotzdem drängt es mich, Ihnen die Geschichte unserer Kinderlosigkeit zu erzählen, da ich sie als symptomatisch für ‹meine Zeit› empfinde. Die üblichen Untersuchungen wegen primärer Sterilität in den Universitätskliniken bei meinem Mann und mir brachten keine konkreten Ursachen zutage – abgesehen davon, daß unsere sämtlichen Befunde nicht mehr auffindbar sind. Die Aufgabe meiner Berufstätigkeit, Kuren in Moorbädern auf Ischia, Hormonbehandlungen und ähnliches mehr brachten keinerlei Erfolg. Aber eine Eigenbeobachtung machte mich sehr früh stutzig: Dank der Temperaturmessungen konnte ich den Eisprung in meinem Körper ja genau feststellen. Wenn mein Mann auf Dienstreisen war, fand dieser ganz normal nach 10 bis 14 Tagen statt. ‹Nutzten› wir diese Tage, so verschob sich der Eisprung, bis wir ‹nicht mehr konnten› oder mein Mann wieder verreiste. Ich bezeichnete das damals schon als ‹natürliche Schwangerschaftsverhütung›. Doch kein Arzt nahm mich für voll bzw. reagierte darauf. Im Gegenteil: Einige Male mußte ich bis zu acht Wochen im Bett liegen, um eine eventuelle Schwangerschaft zu halten, die aber nie konkret festgestellt wurde. Was ich mir all diese Jahre lang an Untersuchungen, Fehldiagnosen, Fehlbehandlungen usw. gefallen ließ, kann ich heute selbst nicht mehr nachvollziehen. Erwähnen möchte ich noch, daß ich 35 Jahre lang irrsinnige Schmerzen bis zu Kollaps und Ohnmacht hatte, wenn ich meine Tage bekam. Nach einer Darmbehandlung bei einem Heilpraktiker bekomme ich meine Periode seit ca. neun Monaten schmerzfrei! Damit komme ich zur Kernfrage: Ich bin zwar immer noch unsagbar traurig, keine eigenen Kinder zu haben und muß mich wohl mit diesem Schicksal abfinden (obwohl ich immer noch hoffte, die Tradition in meiner Familie fortzusetzen und in den fünfziger Jahren noch ein Baby zu bekommen). Damit wird ein weiterer Abschnitt meines Lebens (leider wieder einmal mit traurigem Ausgang) abgeschlossen. Aber die Ursachen für die funktionelle Sterilität sind ja weiterhin in mir, und ich habe Angst, daß sie sich auf einem anderen Wege bemerkbar machen. Dem möchte ich gern vorbeugen. Können Sie mir bei der Suche nach einem Psychotherapeuten in meiner Nähe helfen?»

Solche und ähnliche Klagen kommen in den Briefen an mich immer wieder vor. Die Bedeutung des Frauenarztes für das weitere Schicksal einer Patientin wird hier erkennbar. Er versteht sie nicht, sei es aus Unwissen oder wegen medizinischer Schulstreitigkeiten. Ein menschlich aufgeschlossener oder psychosomatisch geschulter Frauenarzt hätte nach so vielen erfolglosen medizinischen Schwängerungsversuchen an eine seelische Hemmung gedacht. Erika, die sich ihre Diagnose eigentlich schon selbst gestellt hat, macht es dem Arzt leicht, denn im Gegensatz zu anderen Patientinnen hat sie die Möglichkeit seelischer Ursachen ihrer Störungen erwähnt. Den Konflikt möchte sie sogar noch selbst lösen. In ihrem Brief gibt sie uns zwei Hinweise, nämlich einmal ihre heftigen Beschwerden bei der Monatsblutung, die auf eine Ablehnung der Weiblichkeit hindeuten, zum anderen ihre wiederholten Traurigkeiten. Wenn auch die Erfüllung ihres lebenslangen Kinderwunsches wahrscheinlich nicht mehr möglich ist, könnte ihr eine Psychotherapie doch helfen zu klären, ob und welche inneren Motive sie daran hindern, als Frau eine wirkliche Befriedigung zu finden.

Weitere Beispiele dieser Art Klage finden sich in mehreren Briefen. So heißt es bei Annette K.: «Als ich die Frage an den Arzt stellte, ob vielleicht inzwischen der Geist nicht mehr will, obwohl der Körper scheinbar funktioniert, ist der Arzt leider nicht darauf eingegangen und hat nur gemeint, wir sollten noch zwei Zyklen so weitermachen, und danach sehen wir schon. Was denn?» Ein anderer Arzt verlangt von sich und seinen Patientinnen, daß sie allein mit diesem Problem fertig werden und keine psychotherapeutische Nachhilfe nötig hätten. So beklagt sich Henriette H.: «Wir würden gern eine psychologische Beratung in Anspruch nehmen, uns wurde aber immer nur gesagt, wir wären doch beide ganz normal, und wir würden das schon schaffen. Ich fühle mich mit meinen Ängsten nicht ernstgenommen.» Gisela P. schreibt: «Als ich meinen Arzt darauf ansprach, es könnte sich doch bei mir um psychische Probleme handeln, meinte er, wer hätte die nicht.» Ein Gynäkologe vermutet zwar, daß die Ursache der Sterilität in der Psyche begründet sein könne, schließt diese Tür aber gleich wieder, indem er seiner Patientin auf die Frage nach einem Psychotherapeuten antwortet, die meisten seien Scharlatane, und ihr eine erneute sechsmonatige Hormonkur vorschlug. Ein anderer Frauenarzt nannte Helga B. eine Psychologin, aber der Hausarzt verhinderte die Therapie mit den Worten, daß eine solche ihr eher schaden als nutzen würde. Helga meint lakonisch, was ihr bei der frauenärztlichen Behandlung schade, seien eher die hohen Rechnungen.

Paula K. schreibt über ihre Erfahrungen mit ihrem Frauenarzt: «Vier Jahre lang war ich bei einem Frauenarzt, der die Behandlung beendete, da er keine Ursachen fand... Ansonsten wurde ich immer mit dem Spruch abgespeist: ‹Sie sind ja noch so jung, Sie sind kerngesund.› Daraufhin ging ich zu einer Heilpraktikerin, was aber außer hohen Ausgaben auch nichts brachte. Etwas später las ich in der Zeitung einen Bericht über einen Arzt und eine gelungene Hormonbehandlung. Ergebnis: Drillinge – hier in der Gegend. Ich bin jetzt seit einem Jahr bei ihm und noch kein Erfolg in Sicht.» Obwohl Paulas erster Gynäkologe auf dem richtigen Weg ist, da er nutzlose organische Behandlungen absetzt, zeigt er ihr dennoch nicht den Weg zu einem Psychotherapeuten. Ähnlich ergeht es Bettina G., die sich nicht wehren kann. Sie hat schon viele Behandlungsversuche hinter sich. Obwohl sie nicht mehr will, fühlt sie sich unter Druck, weiter zum Arzt hinzugehen. Seit acht Monaten macht sie eine Behandlungspause, und es geht ihr wieder besser. Aber: «Der Arzt wartet, daß ich mit der Behandlung weitermache. Das alles geht mir so auf die Nerven, daß ich nicht mehr weiß, was ich tun soll.»

Die zweite Klage der Frauen bezieht sich auf den saloppen Umgangston des Arztes, der nicht auf die als peinlich und kränkend erlebte spezifische Situation der Frau Rücksicht nimmt. Nach einem Postkoitaltest: «Ihr Mann hat da aber schlappe Jungs. Die meisten von ihnen sind ja schon tot.» Oder: «Nun, hatten Sie einen angenehmen Nachmittag?» Oder: «Habt ihr gut geübt?» Oder: «Jetzt muß es aber klappen! Es fehlt nur noch der Torschuß.» Oder: «Was macht ihr denn verkehrt?» Anne K.s Frauenarzt sagte nach zehn Retortenbefruchtungen mit Einsetzen von insgesamt 26 Embryonen zu ihr: «Es hätte längst eine Schwangerschaft eintreten müssen. Ich bin nun mit meinem Latein am Ende.»

Schließlich beschweren sich die Frauen über mangelnde Diskretion und ungenügende Einfühlung in ihre Bedürfnisse. Dorothea S.: «Nach drei vergeblichen Inseminationen wurde wieder der entsprechend günstige Zeitpunkt abgewartet. Dann hat man meinen Mann und mich auf der Arbeitsstelle angerufen und gesagt, daß wir in einer Stunde da sein müßten. Der Samen meines Mannes wurde sortiert, gewaschen und aufbereitet und dann direkt in meine Gebärmutter eingespritzt. Zu diesem Zweck habe ich 20 Minuten kopfunter auf einer Liege gelegen. Nebenbei hat dieser Arzt immer von dem Arzt, den er aus Amerika kennt und der ihn 250000 DM im Jahr kostet, und von seiner Klinik, die er bauen will, gesprochen. Drei dieser Versuche haben wir dann machen lassen. Jedesmal habe ich furchtbare Unterleibsschmerzen bekommen. Wir haben dann diese Behandlung abgebrochen und sind seither nicht mehr dorthin gegangen. Während der ganzen Behandlung habe ich mich furchtbar erniedrigt und ausgeliefert gefühlt.»

Judith H. erging es folgendermaßen: Ihr neuer, anthroposophisch orientierter Arzt lobte sie für das Absetzen von Pille und Zigaretten und gratulierte ihr zu ihrem Entschluß, sich für ein Kind zu entscheiden. Denn «er habe von Anfang an gespürt, daß da ein Kind sei». Die Euphorie schwand rasch, nachdem nach einigen Monaten keine Schwangerschaft eingetreten war und sie anfing, jede Körperregung übergenau zu beobachten: «Der Arzt hielt mir den Willen des Kindes vor Augen, ich dürfte es nicht drängen, es käme schon, wenn Es es für richtig hielt. Diese ständigen Vorhaltungen machten mich zuerst total ängstlich, vielleicht bin ich keine gute Mutter? Dann wurde ich von Monat zu Monat wütender auf das Kind. Als mir mein Zorn klar wurde und auch gleichzeitig, wie blödsinnig dieser Zorn war, habe ich den Kontakt zu diesem Arzt abgebrochen.» Judith suchte einen nächsten Frauenarzt auf, alles wurde überwacht, aber, so meint sie, ihre Zyklen spielen verrückt.

Die letzte und häufigste Klage der Briefschreiberinnen über ihre Frauenärzte bezieht sich auf deren geringe Aufgeschlossenheit, oft sogar auf das Desinteresse an seelischen Belangen und die knapp bemessene Zeit für Gespräche. Johanna S. klagt: «Sehr zufrieden bin ich nicht mit meinem Frauenarzt, aber mittlerweile habe ich schon eine ganze Anzahl von Frauenärzten und Frauenärztinnen ausprobiert und die Hoffnung aufgegeben. Das, was ich vermisse, ist das Gespräch zwischen Arzt und Patient. Daß ich vielleicht einfach mal gefragt werde, wie ich mich fühle. Ob mich irgend etwas belastet oder ähnliches. Leider habe ich festgestellt, daß die Sprechstunde, bei welchem Frauenarzt ich auch immer war, ähnlich verlief. Ich wurde kurz nach den üblichen Kinderkrankheiten, eventuellen Operationen gefragt, zog mich dann aus und wurde untersucht. Dazu muß man sagen, daß ich in der Unterleibsgegend ziemlich verkrampft bin. Schlafen kann ich in dieser Zeit mit meinem Mann nicht. Auch das belastet. Reden kann ich mit meinem Arzt nicht darüber, denn er geht gar nicht darauf ein. Verschrieben hat er schon einiges, aber, wie soll ich es sagen, ich habe nicht das Gefühl, daß mir damit wirklich geholfen wird.»

Rosi H. erzählt ähnliches: «Ich habe jetzt beschlossen, den Frauenarzt zu wechseln, weil ich dort sehr unfein behandelt wurde. Ich hatte den Eindruck, überhaupt nicht verstanden zu werden, das war eine reine Abfertigung. Als ich auf mein Problem näher eingehen wollte, hat er mich ausgelacht. Er mußte mich bei jeder Begrüßung fragen, ob ich verheiratet bin und wie lange schon. Das war so ein Desinteresse, daß es schon deprimierend war.» Margarete B. berichtet sogar vom Rollentausch: In den Gesprächen mit der Ärztin habe sie sehr viel über diese erfahren, über sich selbst aber nicht reden dürfen. Weiter: «Von Gesprächen scheinen manche Ärzte nichts zu halten. Sich von sich aus mitzuteilen, und es könnte so viel gesagt werden, schafft man nicht. Gespräche finden aber häufig während der Wartezeiten unter den Patienten statt. Das ist sehr aufschlußreich. Beim nächsten Besuch möchte ich meinem Arzt empfehlen, doch mal an einer Balint-Studientagung teilzunehmen bzw. das Buch von Annemarie Tausch: ‹Gespräch gegen die Angst› zu lesen.» Auch Erna A. hat «schon mehrmals den Gynäkologen gewechselt und immer nur wieder eine Erfahrung gemacht: Bei mir ist keine Diagnose greifbar – ich bin organisch gesund – keine Schwangerschaft – also für einen Gynäkologen medizinisch gesehen ziemlich uninteressant!» Obwohl, wie Elfriede E. berichtet, «es zu einem richtigen Gespräch selten kommt, weil ganz einfach die Zeit fehlt und ich große Angst habe, in Tränen auszubrechen, renne ich, sobald die Regel eintritt, wieder zum Arzt und lasse mir ovulationsstimulierende Tabletten verschreiben. Allmählich habe ich das Gefühl, daß es ohne Technik überhaupt nicht mehr geht.»

Stella T.s Frauenarzt riet ihr des öfteren, «meinen Mann nach allen Regeln der Kunst zu verführen, ihm aber den Sinn und Zweck zu verschweigen, damit er nicht seelischem Druck ausgesetzt ist. Ob ich seelischem Druck ausgesetzt bin oder nicht, interessiert ihn nicht.» Hätte dieser sich nach der ehelichen Problematik erkundigt, daß nämlich der 44jährige Ehemann die 27jährige Patientin massiv unter Druck setzt, jetzt endlich ein Kind zu bekommen, da sie ihn sonst verliere, hätte er verstanden, daß das Aufhören des ehelichen Geschlechtsverkehrs ihre Methode der Empfängnisverhütung darstellt.

Neben diesen Beeinträchtigungen finden sich auch spezifische Auffälligkeiten im Kontakt der ungewollt kinderlosen Frau mit ihrem Arzt. Für die Patientin ist der Schritt zum Arzt bedeutsam. Zum erstenmal vertraut sie sich einem Außenstehenden an und gewährt dadurch einem Dritten quasi Zutritt zu ihrem Schlafzimmer. Welche schwerwiegenden Folgen das Zuschauen eines Dritten im Intimbereich des Paares hat, ist allgemein bekannt. Bei längerer Sterilitätsbehandlung haben sehr viele Frauen und Männer Störungen in der sexuellen Erlebnisfähigkeit.

Zunächst aber scheint das Aufsuchen eines Frauenarztes entlastend zu wirken. Viele Frauen werden ohne gezielte Behandlungsmaßnahmen während der ersten Zeit der Beobachtung und Diagnostik schwanger, weil das konstatierte Fehlen von ernsten körperlichen Störungen und das Mittragen der Verantwortung durch den Arzt zu einer deutlichen inneren Entspannung führen. Schwerwiegender wird das Problem, wenn der unerfüllte Kinderwunsch längere Zeit, vielleicht sogar mehrere Jahre, anhält. Frauen verfallen dann häufig in eine verhängnisvolle Passivität und kindliche Abhängigkeit. Sie haben nun in dem Frauenarzt einen Mitstreiter gegen ihr Symptom gefunden. Das wirkt entlastend, denn den unerfüllten Kinderwunsch, hinter dem sich oft ein tieferes Leiden verbirgt, empfinden viele Frauen als etwas Böses, wie Schuldgefühle und Strafbedürfnis zeigen. Deshalb sind sie bemüht, diesen Anteil nach außen zu verlagern, und suchen hierfür geeignete Zwischenräume. Zunächst haben sie ihr Leid oder diesen konfliktbeladenen Mangelzustand in eine Störung gelegt, die in zwei Zwischenräumen angesiedelt ist: einmal zwischen ihrem Körper, ihrer Seele und der äußeren Welt, zum anderen zwischen sich und ihrem Partner.

Eine Störung der Fruchtbarkeit eines Paares kann nie einen allein betreffen. In der Arzt-Patient-Beziehung entdecken sie nun einen weiteren Zwischenraum, den einige dazu benutzen, ihren Kinderwunsch wie ein Depot dort zu hinterlegen. Damit überlassen sie dem Arzt die Verantwortung für die Erfüllung ihres Wunsches, ohne sich diesem jedoch innerlich zu öffnen. Das gewollte Kind wird nun zum Mittelpunkt des Gesprächs. Über ihren schlechten seelischen Zustand, ihre Wut, ihre Tränen, ihre gestörte Sexualität erzählen sie dem Arzt meist nichts. Indem sie alle Gefühle auf etwas benennbares Drittes richten, entziehen sie solche dem natürlichen menschlichen Kontakt mit dem Arzt und verletzen so unbewußt und ungewollt sowohl seine Person als auch sich selbst. Indem sie den Arzt zum Fruchtbarkeitsexperten machen, stempeln sie sich selber zum Fruchtbarkeitslaien ab. In seiner Autorität soll er ihnen zeigen, wie man ein Kind macht, der sinnlich-geistige Bereich der Liebe und die leib-seelische Einheit in der Empfängnis werden nicht erwähnt. Der Arzt wird zum neuen Hoffnungsträger idealisiert, um beim Mißerfolg als nicht gut genug entwertet zu werden.

In unserer technisierten Welt begreifen Frauen auch ihren Körper oft nur technisch: Sie sprechen über ihn wie über ein beschädigtes Auto: «Jetzt klappt es bestimmt! – Es ist alles nachgesehen und in Ordnung gebracht worden. – Mein Arzt kann auch keinen Fehler mehr entdecken. – Die Spermien sind noch mangelhaft.» Der Arzt wird wie ein Mechaniker beauftragt, die defekte Fortpflanzungsmaschine zu reparieren. So fühlen sich viele unfruchtbare Frauen zunächst sogar entlastet, wenn er irgendeine organische Störung feststellt. Zum einen hoffen sie, nun konkrete Hilfe zu erhalten. Zum anderen halten sie es leichter aus, wenn der «dumme Körper» versagt. Eine Patientin, die bei mir eine Psychotherapie machte, ging sogar so weit, mir mitzuteilen, daß einer ihrer Eileiter «total hin» und der andere verklebt sei, obwohl die Bauchspiegelung laut Arztbrief einen völlig normalen Befund zeigte. Einige Zeit danach wurde sie problemlos schwanger.

Das Angebot medizinischer Therapieschätze ist reichhaltig. Der Arzt steht nicht mit leeren Händen da, sondern er kann der Frau jahrelang die verschiedensten Methoden anbieten, um ihren leeren Unterleib zu füllen. Die Patientin genießt die medizinische Aufmerksamkeit und Versorgung. Freiwillig möchte sie oft nicht auf die ihr von Rechts wegen kostenlos zustehenden Güter verzichten. Da der Erfolg der Retortenbefruchtung und Embryonenübertragung unter zehn Prozent liegt, müssen die betroffenen Paare viel Zeit für diese aufwendigen und seelisch verletzenden Verfahren zur Verfügung stellen.

Das Paar wird also oft in ein lebensausfüllendes, computergesteuertes Therapieprogramm eingeschleust. Jeder Schritt hat seine zeitliche Logik und Abfolge. Wie beim Lotto, so ist auch hier ein Aussteigen nicht mehr oder nur unter Hinnahme eines großen Verlustes möglich. Wer weiß, ob der nächste Hauptgewinn nicht doch einem selbst zufallen würde? Und wie verkraftet man es, nicht doch «alles für ein Kind getan zu haben, damit man sich später keine Vorwürfe zu machen braucht?» Die Paare können sich durch die neuen Therapieangebote lange Zeit vor der Enttäuschung über eine endgültige Kinderlosigkeit schützen, doch die Verzögerung dieser Gewißheit kann sich später rächen.

Eine zeitweilige Unfruchtbarkeit hat häufig eine Beziehungsstörung zur Ursache. Es kann die Beziehung zu den inneren Liebesobjekten – Mutter oder Vater der Kindheit –, zum derzeitigen Lebenspartner oder zum eigenen Körper, beeinträchtigt sein. Der Körper wehrt sich dann gegen eine neue Beziehung, also gegen die Befruchtung oder das Einnisten des Embryos durch Verkrampfungen, Ausstoßungsmechanismen oder Hormonverschiebungen. Die Maorifrauen, die Ureinwohner Neuseelands, beherrschen beispielsweise noch den Spermarückfluß durch Muskelanspannung der Scheide als bewußte Empfängniskontrolle. Versteht der Arzt aber den Kinderwunsch einer Frau in einer angespannten Beziehungssituation verkürzt als körperliche Fehlfunktion, so beraubt er sie der Möglichkeit, den Sinn ihrer Abwehr zu verstehen. Statt dessen erklärt er die Abwehr als eine krankhafte Störung, die durchbrochen werden muß. Indem die Frau dem Arzt in dieser Situation die Kontrolle über ihren Körper und ihre Sexualität überläßt, besiegelt sie selbst den Kontrollverlust über ihren Körper und begibt sich in eine passive Position. Das Wort «Heilung» ist in diesem Zusammenhang in Frage zu stellen, denn mit der Geburt eines Kindes ist das Gesamtleiden der Frau keineswegs geheilt. Die tieferen Ursachen des jahrelangen Leidens müßten geklärt und behoben werden. Auch benötigt die Frau nach der erschöpfenden Wartezeit und den anstrengenden Therapiejahren Hilfe, mit einem Kind zurechtzukommen, das sie im Vorfeld seines Erscheinens schon so viel Kraft gekostet hat.

Bei Ärzten, die mit ungewollt kinderlosen Patientinnen zu tun haben, findet man mitunter eine Art «Brötchenmentalität». Diesen Ausdruck prägte ich nach einem Gespräch mit einem Gynäkologen, der davon ausging, daß eine Frau mit Kinderwunsch auch ein Kind haben wolle, genauso wie er im Bäckerladen auch Brötchen und nichts anderes kaufen wolle. Natürlich möchte sich der Arzt das beglückendste Tätigkeitsfeld der Medizin, die Hilfe bei der Geburt von neuem und gesundem Leben, nicht schmälern lassen. Doch die ganzheitliche umfassende Behandlung unfruchtbarer Paare ist ein sehr schwieriger Bereich der Krankenversorgung. Denn auch der Arzt hat es hier in doppelter Weise mit Zwischenphänomenen zu tun. Die Unfruchtbarkeit ist ja nach neuester Einschätzung überwiegend ein psychosomatisches Geschehen und liegt außerdem in einem Paar.

Der Arzt ist aber auch zum Erfolg verpflichtet. Das bedeutet in unserem Fall, Kindern den Weg ins Leben zu ermöglichen. Und natürlich messen die Frauen seine Qualität neben angenehmen menschlichen Eigenschaften vor allem an seinen positiven Ergebnissen. Deswegen möchte der Arzt den Wunsch seiner Patientin nach einem Kind ja auch befriedigen. Bei jahrelangen Fehlschlägen kommt es dann auch bei ihm zu Schuldgefühlen, und er läßt sich in der Folge vielleicht dazu verführen, auch noch die allerneuesten Techniken auszuprobieren. Dabei wird ihm nicht bewußt, daß die Frauen ihre eigenen Schuldgefühle oft auch an ihn abtreten, damit das Böse bei ihm bleibt und der Mißerfolg auf sein Konto geht.

Frauen, die früh in ihrem Leben mehrfachen Traumatisierungen ausgesetzt waren, neigen dazu, in Notsituationen – und ein solcher stellt der unerfüllte Kinderwunsch dar – auf ein Verhaltensmuster zurückzugreifen, das für beide Partner verletzend ist. Das bedeutet, sie selbst beschwören unbewußt erneut Verletzungen herauf, aber sie geben auch frühere Verletzungen weiter, indem sie sich an anderen vergreifen. Die Patientin kann den Frauenarzt in mehrfacher Weise verletzen: Diejenigen, die ihren Kinderwunsch bei ihm deponiert haben, kontrollieren über dieses Depot ihn selbst und setzen ihn unter Druck. Sie können ihn auch zum Handlanger reduzieren, der ihnen die neuesten Techniken, über die sie Informationen gesammelt haben, applizieren muß. Häufig machen sie ihn ratlos mit ihrer unbewußten Zwiespältigkeit einem Kind gegenüber, was ein sensibler Frauenarzt durchaus spürt, so daß er verwirrt fragt: «Wollen Sie nun eigentlich ein Kind oder nicht?» Er fühlt sich dazu gedrängt, immer mehr Zugeständnisse bezüglich seiner Zeit zu machen, motiviert von den tiefgreifenden Versagensängsten und Vereinnahmungstendenzen seiner Patientinnen. Bei ungenügendem Erfolg mag er gegen den nächsten Arzt ausgewechselt werden. Ein befriedigender zwischenmenschlicher Kontakt kann manchmal durch eine fast wahnhaft anmutende Beziehung zu einem noch nicht einmal gezeugten Kind nicht hergestellt werden. Schließlich kann die Patientin den Arzt in ihrem Inneren auch zu einem unerbittlich fordernden Elternteil machen, vor dem man sich unbedingt schützen muß, indem sie meint, er wolle eigentlich das Kind, um für seine Anstrengungen belohnt zu werden.

Wie können sich nun die Frauen ihrerseits durch den Arzt verletzt fühlen? Da Gynäkologen entschlossen sind zur Tat, werden sie in schwierigen Situationen eher handeln als geduldig abwarten. Der Arzt wird wahrscheinlich dazu neigen, auf die Verletzungen und Kränkungen der Frauen zu reagieren durch neue Eingriffe, Verordnungen und wiederholte Therapieversuche, die sich bereits als erfolglos erwiesen haben. Oder aber er reagiert mit verhaltener Schadenfreude wie Elke D.s Arzt, der auf ihre Klagen über die vielen Nebenwirkungen eines Hormonpräparats nur lakonisch sagt: «Tja, wenn Sie schwanger werden wollen ...» Elke spürt den aggressiven Unterton und fühlt sich vom Arzt alleingelassen. Der Arzt kann sich aber auch in einem Netz so gefangen fühlen, daß er schließlich selbst ein Ende der Beziehung herbeiführt.

Eine solche Verbindung zwischen einem Frauenarzt und einer Frau mit intensivem Kinderwunsch unterscheidet sich von allen anderen Arzt-Patient-Beziehungen. Denn hier sind ihre gegenseitigen Bestrebungen nicht direkt aufeinander gerichtet. Zwischen ihnen steht das nicht vorhandene, aber von beiden herbeigewünschte Kind, über dessen (Nicht-) Existenz ihre Kommunikation läuft. Die Patientin möchte vom Arzt nicht geheilt oder verstanden werden, sondern das ersehnte Kind in Empfang nehmen. Der Arzt fühlt sich in die Pflicht genommen, dieses herbeizuschaffen. So ist ihre Begegnung gekennzeichnet durch die Unmöglichkeit eines echten Dialogs. Der Arzt handelt entsprechend der ihm von der Patientin aufgezwungenen Rolle in einem ihm auferlegten Beziehungsmuster. Er behandelt den Kinderwunsch, während die Patientin auf ihr Wunschkind wartet. Der gestörte Beziehungskreis kann, ohne durch neues Nachdenken korrigiert zu werden, noch jahrelang fortgesetzt werden, bis entweder ein Kind geboren wird oder einer der beiden Partner den Kontakt abbricht. Dann wiederholt die Patientin das gleiche nach geschildertem Muster bei einem neuen Arzt. Melanie B. ist aus dieser passiven Rolle nie herausgekommen: «Ich bin von einem Gynäkologen zum nächsten gegangen, keiner konnte mir meinen Wunsch nach einem Kind erfüllen!» Diesen – einem sadomasochistischen Beziehungsmuster ähnelnden, stets gleichbleibenden – Kreislauf der Begegnung nenne ich den «imaginären Dialog».

Das zwischen Frauenarzt und einer solchen Patientin

entstehende geschlossene Beziehungssystem spiegelt einen ähnlichen Teufelskreis wider, wie wir ihn bei den Frauen mit Kinderwunsch-Syndrom gefunden haben. Nur hat die Frau jetzt einen Teil aus sich herausgelagert und dem Arzt zugeschoben. Dadurch ist aus dem intra-psychischen Kreis ein inter-psychischer Beziehungskreis geworden. Also nimmt der Arzt fortan eine Schlüsselposition im Kinderwunschgeschehen ein. Das Funktionieren der beiden ineinandergreifenden Geschehen kann ohne ihn nicht stattfinden. Dies ist eine große Chance für beide, den unbewußten Wiederholungszwang von Verletzen und Verletztwerden zu durchbrechen, denn der Arzt kann durch Nachdenken und Eingreifen den Teufelskreis zum Stillstand bringen.

Folgende Überlegungen können dabei vielleicht helfen: Hat der Arzt die phantasierte Existenz des Kindes erkannt, kann er versuchen, seine Beziehung zu der Patientin so zu gestalten, daß sie durch dieses Dritte nicht gestört wird. Denn das Leiden liegt in der Frau selbst, und zu dieser muß er Zugang finden. Wenn er durch einfühlsames Zuhören die Not hinter einer oft betont konfliktarmen Fassade wahrnimmt, so gewinnt er Zugang zu den wahren Bedürfnissen der Frau, nämlich auch in ihren belastenden Anteilen angenommen und verstanden zu werden. Von Anfang an darf er sich nicht allein die Verantwortung für die Behandlung übertragen lassen. Gemeinsam mit seiner Patientin muß er die Behandlung gestalten. Die Frau muß verstehen lernen, daß der Arzt sie braucht, um seine Arbeit zu leisten. Für diese gemeinsame Aufgabe kann er dem Wunsch seiner Patientin entgegenkommen, etwas Konkretes und Verläßliches von ihm haben zu wollen, indem er ihr und ihrem Partner jeden Monat einen halbstündigen

Gesprächstermin einräumt. Damit macht er zunächst die Beziehung unabhängig von «Erfolg» oder «Mißerfolg» und ordnet die organischen Therapien dem direkten dialogischen Kontakt unter. Die Technik wird quasi in einem übergeordneten Rahmen mit einbezogen. Ein offenes Gespräch stellt eine unverwechselbare, ungestörte Beziehung her. Arzt wie Patientin können nun die befriedigende Erfahrung eines fruchtbaren Austausches machen. Der verstehende Arzt kann die medizinisch-technische Welt in eine emotionale Welt verwandeln. Auf diese Weise verliert sie ihre Bedrohung sowie ihren Verheißungscharakter. Dies ist der gleiche Auseinandersetzungsprozeß, dem sich auch manche meiner Briefschreiberinnen unterziehen: Durch Nachdenken und Mitfühlen wird Tun in Sein verwandelt. Der Erfolgszwang, um jeden Preis ein Kind hervorzubringen, ist dadurch gemildert. In Geduld und ohne Druck kann gemeinsam ein Weg gefunden werden, der für die körperliche und seelische Gesundheit des ungewollt kinderlosen Paares gangbar erscheint.

Reise ins Innere

Vom Ausbruch aus dem seelischen Gefängnis

«Deine Kinder sind nicht Deine Kinder. Sie sind die Söhne und Töchter der Sehnsucht des Lebens nach sich selbst. Sie kommen durch Dich, aber nicht von Dir, und obwohl sie bei Dir sind, gehören sie Dir nicht.»

Kahlil Gibran

Schreiben ist Nach-Denken

Die Briefe

> «Nach so viel Trauer und unendlichem Schmerz sehe ich doch wieder einen neuen Weg für mich und meinen Mann.»
>
> Lydia P.

Die erste Kontaktaufnahme der Frauen zu mir fand häufig über das geschriebene Wort statt. Frauen hatten meine Überlegungen über den seelischen Anteil der Unfruchtbarkeit gelesen, desgleichen die Geschichte einer Frau, die mit Hilfe einer Psychotherapie ein Kind bekommen hatte. In der Schilderung dieser beispielhaften Leidensgeschichte erkannten überraschend viele Frauen Verhaltensweisen und Nöte bei sich selbst wieder. Nachzuerleben, daß eine von ihnen in einer ähnlichen Situation verstanden und «geheilt» worden war, war sicher ein wichtiger Anstoß für sie, sich an mich zu wenden.

Das Schreiben des Briefes ist eine Handlung, eine Aktion, die die Chance eines Wandels in sich trägt. Natürlich kann sie für die Frauen mit unerfülltem Kinderwunsch eine weitere Station auf der Suche nach dem Wunderdoktor oder der Wunderdroge sein. Sie kann aber auch den ersten Schritt bedeuten, einem Reiseführer in die innere Welt die Hand zu reichen. Dabei kommt es darauf an, ob die Frauen auch bereit sind, die seelische Arbeit zu leisten. Anderenfalls bliebe es bei dem sich wiederholenden Versuch, den Kinderwunsch und das Leiden bei mir zu deponieren und mich etwas daraus machen zu lassen. Eindringliche Schlußworte wie «Bitte helfen oder raten Sie mir – Ich kann nicht mehr weiter – Antworten Sie rasch, es ist wahnsinnig wichtig» deuten in diese Richtung. Ich möchte drei Motivationsstufen zum Schreiben eines Briefes unterscheiden: die Entlastung, das Nachdenken und das Durcharbeiten.

Der erste Brief dieser Frauen ist oft von Unentschiedenheit geprägt. Margit B. beschreibt dies deutlich: «Eigentlich weiß ich gar nicht, ob ich Ihnen überhaupt einen Brief schreiben soll oder nicht.» Mechthild S. möchte mir in ihrem Zwiespalt die Aufgabe des Nachdenkens zuschieben: «Wissen Sie, ich habe mir lange überlegt, ob ich schreiben soll. Zum einen kennen Sie mich nicht und umgekehrt. Ich kann mir außerdem vorstellen, daß Sie eine solche Vielzahl von Zuschriften bekommen haben, daß Ihnen das Thema, gelinde gesagt, zum Hals raushängt. Wenn ich sehe, wieviel ich geschrieben habe und mir vorstelle, ich müßte jetzt über diesen Brief nachdenken... viel Arbeit! Außerdem gehört zu solchen Intimitäten Vertrauen oder zumindest eine Basis. Warum schreibe ich Ihnen trotzdem? Weiß nicht, es kann ja nicht schaden.» Diese innere Unentschlossenheit, sich zu öffnen, kann sich auch in meinem eigenen Gefühl widerspiegeln, nämlich um etwas gebeten zu werden, aber doch auch der Beziehungsverweigerung ausgesetzt zu sein.

Die Entlastung, die die Frauen fühlen, kann verschiedene Ursachen haben. Oft wird sie beschrieben als eine Möglichkeit, den Gefühlen freien Lauf zu lassen, als Ausdruck der Reinigung oder seelischen Läuterung (Katharsis). Die Tinte sei nur so aufs Papier geflossen, die Worte seien geradezu hervorgesprudelt, ja, man habe einen Teil seines Lebens aufs Papier gebracht. Luise S. spürt dies besonders ausgeprägt: «Es tut so gut, diese Geschehnisse einmal komprimiert zu formulieren, ich schreibe wie besessen, achte nicht auf Interpunktion, es geht nur noch darum, fieberhaft zu erinnern und aufzuschreiben.» Roswitha B. spürt die Entspannung nach dem Schreiben: «Es hat mir gutgetan, Ihnen einmal zu schreiben, zu sagen, was mir und sicher vielen anderen auf der Seele liegt.» Hanna H. fürchtet, daß ich auch durch ihre Wortflut zu Schaden komme: «Hoffentlich bekommen Sie nicht zu viele Briefe, lassen Sie sich bloß nicht erschlagen! Ich finde es unglaublich, daß Sie Ihre Hilfe so anbieten, aber es ist gut, daß man sich mal alles von der Seele schreibt.» Viele Frauen suchen in mir auch die Funktion einer haltenden Mutter und ein von Anteilnahme getragenes Nachdenken über sie. Johanna S.: «Indem jemand darauf eingeht, wird einem schon ein Teil der Last, die man mit sich rumschleppt, abgenommen.» Susanne K. bekennt in ihrem zweiten Brief: «Ich war wirklich sehr gerührt, als ich las, daß Sie sich so viele Gedanken über meinen Brief und die darin beschriebenen Probleme und Beziehungen gemacht haben. Das ist genau das, was ich im Moment brauche; daß jemand fürsorglich an mich denkt. Allein diese Worte von Ihnen haben mir schon geholfen.»

Schreiben ist denkendes Tun. Denn Worte sind Symbole und keine konkreten Dinge. Diese Briefe erinnern mich manchmal an die Funktion des Tagebuchschreibens während der Pubertätszeit. Auch ihm vertraut man sich an und erhofft sich durch das Schreiben eine Festigung und Verarbeitung der eigenen Situation. Elisabeth L. erkennt plötzlich die Neugier auf die Entdeckung ihrer Person: «Ich würde gern mehr über mich erfahren und wende mich daher an Sie. Obwohl Sie für mich ein wildfremder Mensch sind (oder vielleicht gerade deshalb) habe ich Ihnen Dinge geschrieben, die ich zum Teil noch niemandem sagen konnte. Sie sind im Moment für mich der berühmte Strohhalm im Wasser. Fast schäme ich mich jetzt ein bißchen des Briefes, aber ich bin dennoch entschlossen, ihn abzuschikken. Ich weiß zwar selbst nicht genau, was ich mir von diesem Brief erwarten kann, aber eines weiß ich mit Sicherheit: Es hat gutgetan, ihn zu schreiben.» Auch Roswitha B. sucht eine Möglichkeit der Entscheidung: «Vielleicht kann ich durch eine psychotherapeutische Behandlung meine durch den Frust der Kinderlosigkeit aus den Fugen geratene Psyche wieder etwas stabilisieren.» Erna A. benutzt die in ihrem Schreiben an mich gewonnenen Einsichten, um ihre Beziehung zu ihrem Mann zu vertiefen: «Irgendwie habe ich immer gespürt, daß diese Ängste in mir sind, habe sie mir jedoch nicht – und erst recht nicht anderen! – eingestanden. Nun habe ich Ihnen viel von mir erzählt und muß feststellen, daß ich diese Dinge bisher keinem einzigen Menschen – noch nicht einmal meinem Mann – erzählt habe. Er wird diesen Brief nachher allerdings natürlich lesen dürfen.»

Durch das Schreiben sind diese Frauen erst einmal von jedem Handlungszwang entlastet und erarbeiten sich die Möglichkeit zum Nach-Denken, was ihnen Zugang zu ihrer eigenen Geschichte und Einsichten in diese verschafft.

Bei Birgit S. begann das Nachdenken schon mit ihrem ersten Brief: «Als ich Ihren ‹Eltern›-Bericht las, brach in mir eine ganze Welt zusammen. Alles Zurückgedrängte brach in mir durch. Ich saß da wie ein Häufchen Elend und heulte. Denn vieles tauchte in mir auf, was andere Leserinnen schrieben.» Ich kann den Frauen, die sich an mich gewandt haben, anbieten, daß wir gemeinsam über ihr Leid und ihr Leiden nachdenken. Als Dank für ihren Brief an mich gebe ich ihnen sozusagen eine denkende Person zurück, das heißt, sie selbst werden um eine Fähigkeit bereichert. Weder Vater noch Mutter haben bisher diese Aufgabe für ihre Kinder erfüllt, nämlich ihnen etwas zu geben, worüber sie nachdenken konnten. Vielmehr ging es eher darum, das Nachdenken zu verhindern. Nachdem Birgit sich in ihrem ersten Brief öffnete, nahm sie in ihrem zweiten die innere Beziehung zu mir als Hilfe an: «Ich war sehr froh, jemanden gefunden zu haben, der mir helfen würde, über die Beziehung zu meinem Mann, Vater und Bruder nachzudenken. Ich weiß nicht, ob Sie verstehen, aber dies löste in mir irgendwie Angst aus. Auf einmal kam lang Vergessenes oder was man längst zurückgedrängt hatte, wieder zum Vorschein. Ich fühlte mich lange Zeit total elendig und fragte mich dann, ob ich überhaupt das Recht dazu habe, mir ein Kind zu wünschen.» Dieser Brief zeigt die Entwicklung des Leidens von außen nach innen: Birgit hat sich, zumindest ansatzweise, auf die Reise in ihre innere Welt gemacht. Es wird aber auch deutlich, daß die Frauen überhaupt nicht auf jemanden vorbereitet sind, der gemeinsam mit ihnen ihre Leere erkennt und aushält. Ich gebe ihnen also einen leeren Raum, den sie selbst mit ihren Gedanken füllen können und in dem sie mit meiner Hilfe das verdauen, was sie bisher nicht verdauen konnten.

Eine rasche Entwicklung nach vorn machte Susi T. bereits nach ihrem ersten Brief. Ohne eine Antwort abzuwarten, zieht sie sofort die Konsequenzen: «Allein das Aufschreiben des bis dahin Erlebten löste Angst, Hoffnungslosigkeit, Demütigung und entsetzliche Weinkrämpfe in mir aus. Meine Ärztin in der Hormon-Sprechstunde begrüßte meinen Vorschlag, eine Psychologin aufzusuchen. Ich ging in die Therapie und habe das Gefühl, auf dem richtigen Weg zu sein. Zwar begleitet mich die Verzweiflung der Kinderlosigkeit. Viel wichtiger aber ist mir meine Person, die mir fremd geworden ist und, wie ich leider erfahren mußte, in der Lage, sich selbst zu zerstören. Das Schönste fände ich, keine Angst mehr vor dem Leben zu haben und dadurch wieder neue Perspektiven sehen zu können. Ich will nichts mehr verdrängen und mich trösten lassen. Ich möchte mich meinen Problemen zur Verfügung stellen und ihnen ins Gesicht sehen, und zwar nicht gelegentlich, sondern ständig. Zumindest geht es mir bedeutend besser, seit ich mich daran halte.»

Einen wichtigen Anstoß zum Nachdenken erlebt auch Siglinde M.: «Nachdem ich die Zeitung zweimal weggelegt hatte, nahm ich sie dann doch mit nach Hause, las den Bericht – und seitdem läßt mich dieser Bericht nicht mehr los. Durch diesen Denkanstoß ist eine ganze Kettenreaktion in mir ausgelöst worden, und heute – ein paar Tage später – bin ich mir sicher, daß auch meine Sterilität psychische Ursachen haben könnte... Mit Spannung, Neugierde und ehrlicherweise auch einer Portion Skepsis sehe ich Ihrer Antwort entgegen.»

Frauen, die mir auf meine Bitte um Mitteilung weiterer Einzelheiten ein zweites Mal schrieben, haben – indem sie sich mir anvertrauten – einen Schritt heraus aus ihrer Beziehungsverweigerung getan. Damit erlauben sie, daß sich in ihnen eine Frucht entwickeln kann. Dem sich verhärtenden Glauben an Unfruchtbarkeit sind durch Inseln der Erfahrung von lustvollem Austausch Grenzen gesetzt. Für diese Frauen ist ein Brief zur Möglichkeit geworden, einen neuen Blick auf ihr Problem zu werfen, also zu einer Durchgangsstation beim Verarbeiten.

Dies zeigt sich in einem weiteren Beispiel: «Als ich Ihren Brief zum ersten Mal gelesen habe, dachte ich spontan, daß es nicht schwer sein dürfte, das Verhältnis zu meinen Eltern zu beschreiben. Ich glaubte immer, unsere Beziehung zueinander sei sehr eng und gut ... Doch als ich Ihren Brief wieder und wieder las, mußte ich an so viele Auseinandersetzungen, hauptsächlich mit meiner Mutter, denken, und meistens war der Grund mein kleiner Bruder (der zu Hause schlafen durfte, während ich drei Jahre lang bei der Oma schlief). Als ich an ein bestimmtes Erlebnis zurückdachte, mußte ich schrecklich weinen» (Martha B.). In einem zweiten Brief schrieb Martha mir viele Erlebnisse auf, die mich sehr anrührten. Auf meine Antwort folgte ihr drittes Schreiben: «Nach dem ersten Brief habe ich geglaubt, Sie würden mir erklären, was da falsch läuft, und alles wäre dann gut. Mittlerweile verstehe ich, daß das so auf keinen Fall geht. Sie haben mich mit nur ein paar Zeilen in Ihrem ersten Brief dazu gebracht, so viel über mich selbst und meine Vergangenheit nachzudenken, daß ich jetzt einsehe, daß dies nicht mit wenigen Stunden gutzumachen ist, sondern daß ich hart an mir selbst arbeiten muß... Ich habe vielleicht Angst, ich könnte dieses Kind mehr lieben als meinen Mann, und daß es dann bei mir an erster Stelle steht.» Ihr vierter Brief zeigt deutlich ihre seelische Arbeit, die sie im Augenblick leistet. Sie setzt sich mit der Loslösung von ihrer Mutter auseinander, die einsehen muß, «daß ich erwachsen bin oder jedenfalls versuche, erwachsen zu werden». Den Haß auf die einengende Mutterfigur erlebt sie hauptsächlich an ihrer Schwiegermutter, die ihren Sohn nur schwer alleinlassen kann. Sie schämt sich für diesen Haß, kann ihn mir aber dennoch anvertrauen.

Auch erfahre ich nun einen interessanten Traum aus der Mitte ihres Durcharbeitens: «Ich habe in letzter Zeit öfter den gleichen Traum, in dem ich ein oder zwei eigene Kinder habe und meine Schwiegermutter mir meine Kinder wegnimmt.» Dieser Traum setzt sich aus zwei Ideen zusammen. Zum einen enthält er die Erfüllung ihres Wunsches nach eigenen Kindern, zum anderen sind Anteile aus der Zeit darin enthalten, als sie ein kleines Mädchen war. Im Alter von sieben Jahren wurde ihre Mutter noch einmal schwanger, und nach der Geburt ihres Bruders mußte sie wegen Platzmangels zu ihrer Oma ziehen, während der kleine Bruder zu Hause bleiben durfte. Die Folgen waren natürlich Neid und Eifersucht, die ihr sehr zu schaffen machten. Möglicherweise hatte sie dieses Kind, ihren Rivalen, während der Schwangerschaft aus Neid aus dem Bauch ihrer Mutter rauben wollen, diesen bösen Gedanken aber sofort verdrängt. Nun träumt sie von diesem verdrängten Raubimpuls, der jedoch nach außen auf die Mutterfigur verschoben ist, ursprünglich aber ihren eigenen kindlichen Trieb beschreibt. So befindet sich Martha mitten in der Phase des Verarbeitens ihrer seelischen Hemmungen, ein eigenes Kind in die Welt zu setzen.

Kirsten R. nutzt meinen Denkanstoß zum gründlichen Nachdenken über sich und – das ist meine Hypothese – ermöglicht durch die in Gang gesetzte psychische Entwicklung den Beginn einer Schwangerschaft: «Sie schrieben mir letztes Jahr, daß Sie mehr über meine Eltern und meine Kindheit erfahren möchten. Ich habe sehr viel zusammengeschrieben, es waren Erinnerungen, die mich teilweise sehr bewegten. Durch mein Schreiben hatte ich auch einige Erkenntnisse über meine bisherige Situation. Dieser Brief wurde sehr lang und ich wollte ihn noch ins reine schreiben. Das Ganze zog sich sehr in die Länge. Doch bevor der Brief beendet war, bekam ich von meiner Frauenärztin die Supernachricht, daß ich schwanger bin in der achten Woche. Ich glaube, ich brauche Ihnen nicht zu schreiben, welches Glücksgefühl durch mich ging. Da legte ich den Brief, den ich für Sie aufgesetzt habe, beiseite, ich wollte dann gleich ein Foto von meinem Baby schikken. Doch es sollte nicht sein. Nach zermürbenden vierzehn Tagen Krankenhaus hatte ich die Gewißheit, daß die Frucht (es waren übrigens zwei) abgestorben ist. Über mich stürzte eine ganze Flut von Empfindungen herein.»

Vielleicht war Kirstens Fähigkeit, ein Kind in sich zu halten, doch noch nicht genügend entwickelt? Möglicherweise war sie noch zu wenig mit einer weiblichen tragenden Rolle identifiziert: «Erzogen wurde meine Schwester als Mädchen, ich dagegen als Junge. Ich war sehr viel mit meinem Papa zusammen. Mein liebster Spielplatz war ein kleines Wäldchen neben dem Garten. Dort baute ich oft mit anderen Jungs Lagerplätze, kletterte auf allen Bäumen umher und sammelte alles, was krabbelt, und brachte es mit nach Hause. Ich war der Stolz von meinem Papa. Er nannte mich immer ‹Seppi›. Ich hatte Hosen und einen richtigen Lausbubenhaarschnitt. Ich war so gut in meiner Jungenrolle, daß viele Erwachsenen mich als Junge ansprachen. In der Schule hatte ich mit meiner Art ein bißchen Schwierigkeiten, ich hatte nie eine rechte Verbindung zu anderen Mädchen. Mit Jungen konnte ich mehr anfangen. Oft bekam ich das ‹Kompliment› von den Jungen, daß ich ein richtiger Kumpel sei, mit dem man sich toll unterhalten könne ... Als ich das erste Mal mit einem Jungen schlief, war ich achtzehn Jahre alt. Dieses Erlebnis war alles andere als toll, er merkte nicht einmal, daß ich Jungfrau war.» Aber auch Kirsten hat durch Nachdenken und ihre Fehlgeburt einen neuen Weg für sich gefunden: «Ich habe durch Bekannte einen Mann kennengelernt, der mit Psychologie zu tun hat. Mit seiner Hilfe Dinge zu konfrontieren und sie zu sehen, wie sie wirklich sind, bin ich auch schon einen Schritt weiter.»

Bis heute stehe ich in Briefkontakt zu Kirsten. Inzwischen hat sie leider eine weitere Fehlgeburt erlitten. Nachdem sie Vertrauen zu mir gefaßt hat, wächst nun doch in ihr das Bedürfnis, Klarheit über sich zu gewinnen. Sie hat erkannt, daß ihre Situation schwieriger ist als ursprünglich vermutet. Eine endgültige Entscheidung steht jedoch noch aus.

Hier wird deutlich, daß ein Brief nur dann Anstoß zum Nachdenken oder Umdenken werden kann, wenn eine Frau es zuläßt, Hilfe anzunehmen, und ihre eigene Mitarbeit zusichert.

Im folgenden möchte ich nun von drei Frauen berichten, denen es mit Hilfe von Briefen gelungen ist, ihre Lebenskraft wiederzufinden. Sie haben sich von dem Bann gelöst, unbedingt ein Kind haben zu müssen.

Einen eindrucksvollen Weg vom Denken zum Danken hat die 32jährige Lieselotte P. hinter sich. Sie schreibt mir in ihrem ersten Brief, daß sie nach fünf Jahren anstrengender erfolgloser Sterilitätsbehandlungen das Thema Kinder abschließen wolle, ihr Mann jedoch damit nicht einverstanden sei, da er gern einen Hoferben hätte. Sie kommt zu zwei Gesprächen den weiten Weg zu mir gefahren. Wir sprechen darüber, daß für sie als Jüngste von drei Schwestern – die Älteste ist schwer gehbehindert – zu Hause wenig übriggeblieben sei. Da war die Mutter, stets von der großen Landwirtschaft und der kranken älteren Schwester bis aufs äußerste gefordert. Der Vater habe sich immer nur einen Jungen gewünscht. Nie habe er eine Reaktion auf ihre Liebe zu ihm gezeigt, worunter sie sehr gelitten habe. Jetzt wolle sie wenigstens ihren Mann – nun eine Vaterfigur für sie – für sich allein haben. Sie könne es wohl nicht aushalten, noch einmal mit anzusehen, wie andere so viel bekommen und sie womöglich leer ausginge.

Nach dem Besuch bei mir schreibt sie in einem Brief: «Nachdem ich mich von einer sehr schweren und schmerzhaften Gefühlsentwicklung erholt habe…, kam ein Gefühl in mir hoch, als wenn sich ein Knoten entwirrt habe. Ich bin sensibler geworden im Umgang mit meinem Mann und meiner Umwelt… Zunächst war weiterhin nur Trauer und Depressionen. Von meinen Eltern wollte ich nichts hören und sehen. Von meinem Mann wollte ich nur Zärtlichkeit und Umarmungen… Soviel habe ich noch nie geweint wie in dieser Zeit… Mit der Zeit wurde mir immer klarer, daß es eigentlich sehr viele Parallelen zwischen den Forderungen der Eltern in meiner Kinder- und Jugendzeit (nach Mithilfe in der Landwirtschaft) und der Forderung meines Mannes nach einem Kind gibt. Mir ist nicht bewußt, was *ich* eigentlich will. Ich werde nur bedrängt… Ich unternahm nun allein Einkaufsbummel. Mein Mann reagierte ziemlich hilflos auf meinen Drang nach Selbständigkeit. Wir stritten viel in dieser Zeit, bis mir klar wurde, daß er erst lernen muß, mit einer ‹anderen Frau› umzugehen. In dieser Zeit der Auseinandersetzung hatte ich immer das Bedürfnis, von ihm wie ein Kind getröstet zu werden, er müßte mich doch verstehen. Plötzlich wurde mir klar, ich bin nur auf mich gestellt, eine erwachsene Frau. Für die Zukunft möchte ich mehr auf das achten, was ich will. Möchte sensibler werden für meine Gedanken und Gefühle, nicht immer darauf achten, was andere wollen oder von mir erwarten. Ich merke schon im Umgang mit meinem Mann, daß ich freier geworden bin, unser Verhältnis ist deswegen aber nicht schlechter, sondern im Gegenteil offener und inniger. Wir sind beide entschlossen, nachdem wir die langwierige medizinische Behandlung gemeinsam über uns ergehen ließen, auch diese ‹psychische Behandlung› gemeinsam meistern zu wollen. Mit Kindern kann ich jetzt freier, gelöster umgehen. Ich will den Umgang mit ihnen lernen und sehen, was für Gefühle ich dabei habe. An ihrer Reaktion merke ich aber, daß es eine positive Wandlung ist, sie gehen auch auf mich zu. Es ist ein wunderbares Gefühl, sich selbst kennenzulernen, eigene Wünsche und Gefühle zu erkennen. Ich möchte mich bei Ihnen bedanken für Ihre große Hilfe, die mir zwar viel Schmerz gebracht hat, aber, was viel wichtiger ist, einen neuen Weg gezeigt hat.»

Lieselotte geht diesen Weg weiter, und sie erzählt mir von ihm ein Jahr später in einem weiteren Brief. Sie habe kurzzeitig eine Therapie an ihrem Wohnort gemacht, aber «die Suche nach meinem Ich werde ich nie abschließen. Ich denke viel über mich nach, erlebe Gefühle – positive und negative – immer stärker, die ich aber nicht mehr verdränge, sondern immer der Frage nach dem ‹Warum› nachgehe. Deshalb bin ich mit mir immer offen, kann aber auch mit meinen Mitmenschen offener reden, mein Verhalten erklären, weil ich den Grund dafür weiß. Ich fühl mich einfach wohl. Es hat sich so viel positiv in meinem

Leben geändert, meine Ehe ist harmonisch, mein Mann ist rücksichtsvoller, und ich bin selbstbewußter geworden. Es waren immer kleine Schritte, die ich gegangen bin, die aber immer sehr schwierig für mich waren. Die Änderung meines Verhaltens war viel Kampf mit mir und meiner Umwelt. Aber ich habe es geschafft, im April fahre ich mit meiner Schwester eine Woche allein in Urlaub. Ich fühle mich als erwachsene Frau jetzt für ein Kind reif, aber ich weiß, daß ich sehr wenig über den Umgang mit Kindern oder Erziehung von meinen Eltern gelernt habe. Die Frage nach einem Kind läßt bei mir noch sehr viele Gedanken und Gefühle hochkommen. Je mehr ich mich mit dem Gedanken an ein Kind befaßte, um so verkrampfter wurde ich wieder. Eines Tages kam so spontan der Gedanke in mir hoch, verbunden mit einem unguten Gefühl, ob ich wohl noch vor einer Schwangerschaft geschützt sei. Eine Kollegin besuchte mich mit ihrem Säugling. Als ich ihn so im Arm hielt, fragte sie mich, ob ich mit ihr tauschen möchte. Ich antwortete spontan: ‹Nein.› Über die Antwort war ich recht deprimiert und suchte nach dem Grund, was in mir sich denn gegen ein Kind sperrt. Ich träumte viel und wachte eines Nachts auf, weil mich ein Traum so erschreckte: Ich machte unsere Autotür auf, auf Stroh lagen unsere beiden jungen Hunde, die unser Hund vor drei Wochen bekommen hatte. Ich habe einen Schreck bekommen, meine ganze Ordnung war dahin. Gleichzeitig kam ein gutes Gefühl in mir hoch für die beiden kleinen Hunde. – Später erinnerte ich mich an meine Kindheit. So mit etwa zehn Jahren wollte ich unbedingt auf ein Kleinkind in der Nachbarschaft aufpassen. Meine Mutter war strikt dagegen, ich mußte ja in der Landwirtschaft mithelfen, wurde dort gebraucht. So spann ich den Faden bis heute. Auch jetzt ist meine Mithilfe in der Landwirtschaft gefragt. Die Rolle ist eigentlich noch die gleiche. Ich merke, wie wichtig es mir ist, über meine Zeiteinteilung frei verfügen zu können. Deshalb versuche ich jetzt, meine freien Tage zwischen meinen eigenen Vorstellungen und Wünschen einzuteilen und meinem Mann in der Landwirtschaft zu helfen.»

Nach diesem langen Weg des Nachdenkens erkennt Lieselotte selbst ihren Konflikt: Als Kind und Mädchen hat sie für ihre belasteten Eltern eine zusätzliche Anstrengung bedeutet. Mutter mißachtete auch den Wunsch ihrer Tochter, sich lieber um ein Nachbarkind zu kümmern, als in der Landwirtschaft mitzuhelfen. Fast hat es den Anschein, als ob Mutters Verbot heute noch für Lieselotte Gültigkeit hat. Neben ihrer Pflichterfüllung – Hilfe in der Landwirtschaft ihres Mannes – lebt sie nun auch zum erstenmal ihren Drang nach Freiheit und Unabhängigkeit ein wenig aus.

Der Traum, in welchem die neugeborenen Hunde ihr Auto, das Symbol ihrer freien Aktivität, bevölkern und in Unordnung versetzen, erschreckt sie zutiefst. Neben Mutters Verbot, sich auf diese Weise zu verlustieren, hat sie wohl auch Angst, daß sie für ihr Kind zu wenig Zeit haben könnte, und möchte dem Wiederholungszwang entgehen, dem eigenen Kind das gleiche Leid zuzufügen, wie sie es einst erlebt hat. Doch kann sie nun auch die Sehnsucht nach zärtlicher Wärme und lustvollem Kontakt zulassen, die sie im Umgang mit Kindern erlebt hat.

So ist aus der ungeklärten psychosomatischen Unfruchtbarkeit ein bewußt erlebter Konflikt geworden. Ihr Mann und sie sind dadurch der Möglichkeit einer freien Entscheidung für oder gegen ein Kind nähergerückt.

Wie sich nach dem Brief an mich ihr Leben überraschend veränderte, schildert Cäcilie M. Nach vierjähriger erfolgloser frauenärztlicher Behandlung wegen Unfruchtbarkeit war sie bereits eigene Wege gegangen und hatte ein Studium aufgenommen, wie sie mir in ihrem ersten Brief mitteilte: «Durch mein Studium habe ich neue Perspektiven. Sozusagen als Präventivarbeit habe ich mein Abitur durch Abendschule absolviert und mit dem Studium angefangen, um so vielleicht einen Beruf zu haben, der mich mehr ausfüllt, da ich davon ausgehe, doch die nächsten Jahre zu arbeiten.» Von ihrer Kindheit erzählt Cäcilie, daß die Ehe ihrer Eltern schwierig gewesen sei. Da sie eine sehr ausgeprägte Mutterbeziehung gehabt habe, habe sie «die Problematik dieser Ehe schon sehr früh erfahren, da meine Mutter mich schon seit meinem zehnten Lebensjahr als Freundin an ihren Sorgen Anteil nehmen ließ». So lebte sie ständig in der Angst, das gleiche Schicksal wie ihre Mutter erleiden zu müssen. Sie wollte auch kein Kind, bevor das zunehmende Vertrauen in ihren Ehemann sie zu der Überzeugung gelangen ließ, «daß Ehen auch ganz glücklich sein können und daß Verheiratetsein nicht gleichbedeutend mit Einengung durch Mann und Kindern sein muß». Dennoch kann sie sich zunächst nicht so weit von ihrer Mutter lösen, um ein eigenes Kind in sich wachsen zu lassen.

Zwei Jahre später bekomme ich unerwartet auf meine lang zurückliegende Antwort abermals einen Brief von ihr: «Als wir das ‹Problem› endlich ad acta gelegt hatten und ich mich intensiv mit den Inhalten Ihres Antwortschreibens auseinandergesetzt hatte, bin ich prompt schwanger geworden und habe nun eine acht Monate alte quietschvergnügte Tochter. Im Rahmen meines Studiums und Diplomarbeit arbeite ich mit einer Sexualberatungsstelle zusammen und möchte eine Selbsthilfegruppe gründen für Paare, die sich ebenso wie wir mit der Problematik des unerfüllten Kinderwunsches auseinandersetzen müssen. Daß diese Arbeit sehr viel Sensibilität erfordert, weiß ich aus eigener Erfahrung.»

In einem Telefongespräch erzählt sie mir dann, daß der härteste Punkt beim Durcharbeiten ihrer Probleme die Auseinandersetzung mit ihrer Mutter gewesen sei, die sie aber durchgehalten und endlich auch bewältigt habe. Cäcilie gelang es also ohne psychotherapeutische Hilfe, sich selbst aus der kindlichen Abhängigkeit von ihrer Mutter zu befreien und Raum für ein eigenes Kind zu schaffen. Gerade das als Alternative geplante Studium kann sie nun in sinnvoller Verknüpfung mit ihren eigenen Erfahrungen als Mutter, die so lange auf ein Kind warten mußte, für sich und andere nutzen.

Von guten Fähigkeiten zur seelischen Entwicklung zeugen die Briefe von Elisabeth H., die schon viele Jahre über ihre ungewollte Kinderlosigkeit nachgedacht hat. In ihrem ersten Schreiben schildert sie, welche verschiedenen Phasen sie dabei durchlaufen hat: «Angefangen von der Kränkung, daß mir nicht gelingen mag, was anderen Frauen gleichsam zufällt, über die Schuldgefühle, weil ein wohl psychischer ‹Defekt› eine Empfängnis verhindert, über Zeiten der Trauer und des Leids und, schrecklich, dem Hoffen von Regelblutung zu Regelblutung. Nun bin ich ganz einfach an dem Punkt angelangt, daß ich wissen möchte, was zwischen mir und dem Leben steht, gleichgültig, was dabei rauskommt.»

Auf meine Bitte, mehr über sich zu schreiben, vertraut sie mir ihr Leben an. Ihr Vater, Besitzer eines zunächst hochverschuldeten Hotels im Familienbetrieb, hatte fünf Geschwister und heiratete sehr spät. Sein Beruf war sein Lebensinhalt, die Ehe und die späten Kinder waren ihm nicht so wichtig, immer irgendwie lästig. Die um einiges jüngere Mutter hatte ihrer Tochter immer soviel von der eigenen glücklichen Jugend erzählt, daß sie als Kind manchmal ganz neidisch war, weil sie schon damals das mangelnde eigene Glück als ihren Fehler ansah. Die als Kind verwöhnte Mutter war überzeugte Nationalsozialistin gewesen, ihre Welt fiel 1945 in Scherben, ihr Elternhaus war zerbombt. Sie folgte Elisabeths Vater, den sie als Soldaten kennengelernt hatte, in seinen weit entfernten, völlig zersörten Heimatort – auf dem Weg zur Trauung in der Kirche sind sie über lauter Bombentrichter gesprungen.

Von den unverheirateten im Elternhaus wohnenden Schwestern ihres Vaters wurde ihre Mutter als Eindringling behandelt und schlecht gemacht. Ihr Vater hat sich herausgehalten, ihm war seine Ruhe immer wichtig. So hat die Mutter still gelitten, oft wochenlang geschwiegen. Von der Spannung im Haus war Elisabeth schon als kleines Kind sehr bedrückt. «Mein Bruder wurde drei Jahre vor mir geboren, das ‹höchste Glück› meiner Mutter, wie sie oft sagte, war dieser Augenblick, waren ihre Kinder. Meine Mutter hat im Frühjahr und im Herbst besonders unter Heimweh gelitten, sie war oft sehr traurig und schwermütig in dieser Zeit. Am glücklichsten war sie, als wir Kinder klein waren, ihr Leben hatte sie völlig auf uns konzentriert. Mein Vater und sie hatten kaum Zeit füreinander, einer mußte immer im Geschäft sein, so sind wir beispielsweise nie gemeinsam im Urlaub gewesen. Mein Vater hätte sie wahrscheinlich auch nur gestört in ihrer exklusiven Mutter-Kind-Beziehung. Mit uns zusammen war sie fröhlich, witzig, großzügig, selbstbewußt, bei anderen Menschen unsicher, gehemmt, voller Minderwertigkeitskomplexe. Ich habe meine Mutter sehr geliebt (sie ist vor kurzem gestorben) und habe, obwohl ich viel Verständnis für sie gehabt habe, nie ganz akzeptiert, daß sie ihr Leben so unbewußt, so als Opfer gelebt hat, und daß sie sich nicht verwandeln wollte.

Weil meine Mutter im Geschäft mitarbeiten mußte – sie hätte sich lieber um uns Kinder gekümmert –, kam eine Kinderfrau, unsere Amma, ins Haus. Sie kam vor meiner Geburt zu uns und ist geblieben, bis wir erwachsen waren und das Hotel verkauft wurde. Sie lebt noch schwer gehbehindert im Altersheim. Amma hat besonders mich bedingungslos geliebt und ich sie auch. Ich war ihr Kind, nach ihr habe ich geweint, wenn mir etwas wehgetan hat. Meine Mutter war fürchterlich eifersüchtig, ich stelle mir das auch sehr schwer vor. Die Spannungen der beiden Frauen sind auf meinem, auf unserem Rücken ausgetragen worden. Meine Mutter hat mich sehr oft gefragt, wer mir lieber sei, die Amma oder sie – ich habe sehr bald verstanden, daß ich lügen muß, aber das war mir wie ein Verrat.

Meine frühe Kindheit war überschattet von der Angst, die Amma könnte weggehen von mir. Mein Bruder hat diese meine Angst sehr gut verstanden und gemerkt, wie er ‹Rache› an mir, der Kleinen, vom Vater Beachteten, von Amma mehr Geliebten, nehmen kann. Eine Zeitlang, wenn wir im Bett lagen – ich war drei Jahre alt –, hat er jeden Abend das gleiche Spiel mit mir gespielt: ‹Elisabeth›, sagte er, ‹die Amma ist weit, weit weggegangen und kommt nie mehr wieder!› Dann bin ich laut weinend aus dem Bett geklettert und habe nach der Amma gesucht. Für

Amma bin ich ‹ihre Tochter›. Sie stellt mich auch so vor, heute ist sie nicht mehr meine Mutter. Ich habe sie immer sehr geliebt, meine Mutter habe ich tiefer und schmerzlicher geliebt.»

Ihren Bruder hat die Mutter ganz besonders geliebt, er war ihr Schmerzenskind. Da er schüchtern, gehemmt und einsam blieb, war die Mutter bis ins Erwachsenenalter seine Hauptbezugsperson. Als Elisabeth elf Jahre alt war, belastete die Mutter sie mit ihrer größten Not. Ein Internist hatte die falsche Diagnose einer Schilddrüsenunterfunktion gestellt und ihm eine geistige Behinderung vorausgesagt. Zwar trat diese nicht ein, dafür erkrankte er mit 28 Jahren an einer endogenen Psychose, die ihm heute nur ein Leben in einer therapeutischen Wohngemeinschaft erlaubt. Seine Krankheit hatte die «Heile-Welt-Idylle» ihrer Mutter zerbrochen, so daß sie die letzten Lebensjahre schwer depressiv wurde. Elisabeth selbst fühlte sich durch die Erkrankung ihres Bruders in eine Lebenskrise gestürzt, an der sie fast «zerbrochen» wäre. Von sich schreibt sie: «Ich war ein lebhaftes und vitales Kind, andererseits überempfindlich und nervös. Ich habe als kleines Kind Wutanfälle gehabt, galt als lange nicht so brav wie mein Bruder, war der Liebling meines Vaters – mit Distanz seinerseits. Wenn meine Mutter böse auf mich war, hat sie mir vorgeworfen, ich käme den Tanten nach, und das hat mich schwer getroffen. Mit ungefähr vier Jahren habe ich mit dem Nägelbeißen begonnen. In der Zeit muß ich wohl auch begriffen haben, daß ich ‹lieb› sein muß, wenn ich geliebt werden will. Zwischen mir und meinem Bruder waren die Rollen klar; ich war der Boß, aber auch die Beschützerin. Wir gingen nicht in den Kindergarten. Die Schule traf mich dann, knapp sechsjährig, wie ein Schock, da ich an andere Kinder nicht gewöhnt war. Im gleichen Jahr bekam ich Kinderlähmung und war einige Wochen in der Kinderklinik. Niemand durfte mich besuchen, was mir aber keiner sagte, ich dachte, alle hätten mich vergessen. Die Eltern anderer Kinder haben sich einfach über das Verbot der Ärzte hinweggesetzt und kamen an das Fenster der Quarantänestation – nur zu mir kam keiner. Ich habe dann wieder ins Bett gemacht und bin von den Schwestern geschimpft worden.»

Die Schulzeit war für Elisabeth bedrückend und unglücklich. Bis zum Alter von fünfzehn hat sie mit Puppen gespielt und viel gelesen. Ihr Bruder und sie lebten intensiv in einer erdachten Traumwelt. Elisabeth war viel krank, nutzte die Krankheiten jedoch als Möglichkeit, von Mutter und Amma verwöhnt zu werden. Da sie fromm war und beruflich anderen Menschen helfen wollte, entschloß sie sich gegen den Rat der Eltern zum Beruf der Krankenschwester. Diese Zeit war für sie ein Sprung ins eiskalte Wasser. Sie war überfordert von so viel menschlichem Leid, hatte sich von ihren Eltern überhaupt nicht gelöst und fuhr an jedem freien Tag heim. Sie verliebte sich zweimal in einen verheirateten Arzt, hatte nach der Trennung Magenschmerzen und Selbstmordgedanken. Schließlich konnte sich sich aus diesem Milieu lösen, machte ihr Abitur und lernte mit Hilfe einer Gruppe, ihr Leben neu zu ordnen: «Seit einigen Jahren sind wir verheiratet und würden uns sehr über ein Kind freuen. Bevor ich meiner Mutter ein Enkelkind bringen konnte, starb sie. Das war ganz schlimm für mich, auch weil wir beide uns noch nicht losgelassen hatten. Ich habe ihr viel Liebe und Verständnis nachgetragen.

Wir sind dann in Sorge um meinen alten Vater für zwei

Jahre in meine Heimatstadt gezogen. Jetzt besuche ich ihn regelmäßig. Das Verhältnis zu meinem Vater war nicht einfach, aber ehrlich, wir können miteinander reden und streiten.

Während ich diesen Brief schrieb, hat sich ein Gefühl der Trauer breitgemacht. Ich dachte mir, so viel Leid, und du willst ein Kind und machst es auch unglücklich. Das war abends, heute sehe ich wieder meine Kraft, meinen Lebensmut, meine Lebensfreude. Manchmal weiß ich gar nicht mehr, ob ich noch ein Kind haben will. Dann ist das Kind so real, so vertraut, als stünde es draußen vor der Tür und ich bräuchte sie nur zu öffnen. Mir geht es im Moment gut, aber ich weiß, daß in meinem Bauch noch eine Menge Wut und Trauer sitzt. Im Bauchraum verkrampfe ich mich auch, wenn ich traurig oder nervös bin. Das Gefühl aber, etwas für mich tun zu müssen, ist stark geworden, und schon die Tatsache, daß ich etwas unternommen habe, finde ich gut.»

Eine Weile später besucht mich Elisabeth in meiner Praxis. Das erste, was ich an ihr wahrnehme, ist ein bitterböser Blick aus blauen Kinderaugen, die in auffallendem Gegensatz zum Gesicht einer bald vierzigjährigen Frau stehen. Dieser Blick scheint mir zu sagen: «Komm mir bitte nicht zu nahe, halte Abstand!» Auf meine Frage, warum sie ihre Privatsphäre so abschotten müsse, erfahre ich, daß sie während ihrer ganzen Kindheit dem Zugriff ihrer Großfamilie und fremder Menschen ausgeliefert war. Im Hotel hatten sie keine eigene Wohnung, nur zwei Schlafzimmer. Als Wohnzimmer benutzten sie den Aufenthaltsraum der Angestellten: «Man war nie allein.» Aber es gab auch Übergriffe auf ihre körperliche Intimsphäre von seiten des Vaters: Wenn angesehene Gäste kamen, mußte sie guten Tag sagen, Gedichte erzählen, Zeichnungen zeigen und sich den Männern auf den Schoß setzen, weil sie so niedliche blonde Locken hatte. Während Elisabeth bei mir über diese Erinnerungen spricht, weint sie bitterlich darüber, daß sie immer anderen zuliebe das getan hat, was nicht gut für sie war.

Mißachtung ihres eigenen Raumes ist wohl ihr Kernproblem. Wer so wie sie für sich selbst nie einen eigenen Raum – Spielraum, Lebensraum – gehabt hat, kann diesen schwer einem anderen weitergeben, sondern muß darum bemüht sein, sich gegen alle Eindringlinge zu verteidigen. Elisabeth fehlte als Kind ja nicht nur der konkrete äußere Raum. Wo war ihr Platz bei den Eltern? Weil ihre Mutter eine exklusive Mutter-Kind-Beziehung wollte, konnte Elisabeth da keinen Ort finden, wo Kinder hingehören, nämlich zwischen Vater und Mutter. Ihr Vater war egoistisch. Er hat sich eigentlich nur um sich selbst und seinen Beruf gekümmert. Er hat keine von Verantwortung getragene Sorge für seine Familie empfunden. Aber er hatte viel Energie, etwas zu wollen und zu einem guten Ende zu führen. Bei Elisabeth gab es vom Vater nur Liebe für Leistungen. Er mißbrauchte sie als Kindfrau.

Und wo ist ihr Platz für ein eigenes Selbst? Sie kommt zur Welt, um der Mutter Wärme und Heimat zu geben, deren Depression zu lindern und deren Idealvorstellungen von Kindern als Lebenssinn zu bestätigen. Mutter gebraucht ihre elfjährige Tochter zu früh als Freundin und Schwester für ihre Nöte. So hat ihre Liebe viel mit Schmerz zu tun und mit Mißbrauch als Sorgenbehälter. Die Mutter ist ihr auch kein Vorbild einer liebenden Frau, die den Vater in sich trägt und erträgt, sondern macht vor ihrer Tochter keinen Hehl aus den durch Kränkung entstandenen

Haßgefühlen. Mutter bevorzugt den Sohn – zunächst ihr höchstes Glück und später ihr größtes Unglück. Dieser ist das Liebesobjekt seiner Mutter und hat darum auch alle ihre depressiven Anteile in sich aufgenommen. So bleibt Elisabeth von dieser Belastung befreit. Als sie von der Psychose ihres Bruders erfährt, ist ihr erster Gedanke an ihre Mutter gerichtet: So, da hast du's! – eine Reaktion, die auch den Haß auf die beiden erkennen läßt. Elisabeth wird zwischen zwei Müttern zerrieben: Beide wollen von ihr als wahre Mutter anerkannt und befriedigt werden. In ihrem Inneren entscheidet sie sich dann für das Kindermädchen Amma, die sie aufopferungsvoll geliebt, ja, fast adoptiert hat. Dieser verdankt sie ihre psychische Gesundheit und das zuletzt doch mögliche Ausleben ihrer großen Energie, der guten Identifikation mit ihrem Vater. Wenn eine Mama versagt, kann manchmal doch eine Amma helfend und rettend einspringen. Mögen auch beide Frauen sie geliebt haben, ein friedliches Zusammenleben wird durch die Rivalität der beiden erschwert. Mühsam hält Elisabeth ein Gefühlsgleichgewicht zwischen beiden Mutterfiguren aufrecht. Ihren nicht zu übersehenden, abweisenden Kinderblick deute ich in diesem Zusammenhang als tiefe Bitte an mich, nicht so in sie zu dringen wie ihre Mutter, sondern ihren Intimraum als ihr Geheimnis zu respektieren. Sie hat sogar ihren Vornamen vor einiger Zeit geändert, das ist ein weiterer Versuch, endlich über sich selbst zu bestimmen und ihre Vergangenheit abzustreifen. Trotz vieler Liebe war Elisabeths Kindheit gleichermaßen überschattet von Haß, Neid, Eifersucht, Schmerz und Mangel an inneren und äußeren Räumen. Die Familie des Vaters stand gegen die Mutter, diese gegen den Vater, Mutter und Amma gegeneinander, und Elisabeth gegen ihren

Bruder sowie zwischen den beiden Mutterfiguren. Vor einer erneuten derart schwerwiegenden Verwirrung und den vielen Ängsten kann sich Elisabeth nur schützen, indem sie ihren mühsam erkämpften eigenen Raum aufrechterhält. Unbewußt kann sie nicht dulden, daß ihre gute Beziehung zu ihrem Mann durch einen Dritten gestört wird.

Therapeutische körperbezogene Aktivitäten sowie eigenes Nachdenken haben Elisabeth bisher geholfen, zu einem Gleichgewicht zu finden. Inzwischen hat sie die feste Zuversicht, daß sie ihr Leben gemeinsam mit ihrem Mann befriedigend gestalten kann. Ihren Kinderwunsch hat sie relativiert. Ihre eigene Wahrheit ist, endlich Dinge zu tun, die ihr Freude bringen, wie ein Studium, einen qualifizierten Beruf und einen Mann für sich allein zu besitzen, der sich liebevoll um sie sorgt.

Zwei Jahre später schildert mir Elisabeth in einem Brief, wie sie in kontinuierlicher seelischer Arbeit an sich selbst ihren unerfüllten Wunsch nach einem Kind überwunden hat. Dadurch konnte sie sich dem Leben wieder öffnen, ohne es mit Trauer um etwas anzufüllen, das sie nicht erreichen kann: «Lange noch, auch dann noch, als der Prozeß des Loslassens und Annehmens schon angefangen hatte und ich das Kind nicht mehr herzwingen wollte, dachte ich doch in Leistungskategorien und setzte mich dadurch unter Druck. Wenn ich nur schnell genug kapiere, was meine Seele meint, dann ... Oder mit Schuldgefühlen: Ich habe nicht genug gelernt über mich, nicht genug losgelassen, denn sonst müßte es doch klappen. Ich habe lange gebraucht, bis ich mir, bis ich dem Kind keine Bedingungen mehr gestellt habe, bis ich sagen konnte: So ist es. Mein Kind hätte für vieles stehen müssen, das wäre uns beiden, uns dreien, nicht bekommen. Mein Kind hätte als Alibi für meine Normalität dienen sollen. Als Mädchen, noch als junge Frau, habe ich mir so gewünscht, zu sein wie ‹die anderen›. Und dazu gehört, gehörte auch Mann, Kind, Haus usw. Es hätte mir berufliche Entscheidungen abnehmen sollen. Guten Gewissens hätte ich erst einmal zu Hause bleiben können, ohne mir vielleicht eine berufliche Alternative überlegen zu müssen. Und das Kind hätte etwas gutmachen müssen: Meine schwierige Kindheit, die Krankheit meines Bruders, meine unglückliche Mutter – seht, nun ist die Kette, die unglückliche Generationenfolge, unterbrochen!

Dies sind nur einige Aspekte. Mir ist klar, daß die Motive zur Mutterschaft immer vielschichtig sind. Und auch komplizierte Frauen und Männer haben gesunde, glückliche Kinder. Würde ich nun sagen, eigentlich bin ich froh, kein Kind zu haben, oder im tiefsten Herzen habe ich doch keins gewollt, so sagte ich nicht die Wahrheit. Manchmal träume ich von einem Kind, halte es im Arm, und das ist sehr schön. Aber ich brauche kein Kind, um glücklich, um zufrieden zu sein. Ich genieße die Ventile meiner, unserer Kinderlosigkeit, ich kenne genug genervte, gestreßte, unzufriedene Mütter! Und ich weiß es immer klarer, daß ein bewußtes Leben, ein erfülltes, glückliches, wenn auch ganz gewiß manchmal schwieriges Leben für mich wichtig ist. So lerne ich, manchmal mit Schmerzen, das anzunehmen, was nicht zu ändern ist, und damit mein Leben und mich zu akzeptieren.»

Der Fall Anne S.

Aus einer Psychoanalyse

«Dem Himmel sei Dank für meine funktionelle Sterilität.»

Anne S.

Anne S. ist Anfang dreißig, als sie mir zunächst einen Brief schreibt und mich dann in meiner Sprechstunde aufsucht. Ihr Anliegen erscheint mir äußerst widersprüchlich: Einerseits wolle sie nun, nachdem sie alles andere geschafft habe, auch ein Kind haben, «was ja eigentlich jede Kuh schaffe» – andererseits verheimlicht sie mir aus Scham zunächst ihren richtigen Namen sowie ihren Beruf, wohl weil sie nicht verheiratet ist und uneheliche Kinder seit Großmutters Zeiten in ihrer Familie Unglück und Schande bedeuten. In dieser Anfangszeit zeigt sie mir deutlich ihre Ambivalenz einem Kind gegenüber, bei gleichzeitiger Entwertung der Mutterrolle und Reduzierung des Kindergebärens zu einer Leistung, zu einer Handlung von Macht und Kontrolle. Auf meine Frage, warum diese Leistung ihr so wichtig sei, antwortet sie, sie wolle ihrem Lebenspartner Kinder schenken, weil er so lieb mit Kindern umgehe. Daß es sich wohl eher um ein eigenes Begehren handelt, das sie in ihren Partner hineinlegt, erkenne ich an ihren folgenden Sätzen: Richards ehemalige Frau Klara sei schön und hart wie ein Mannequin, sie dagegen sei warmherzig und wie eine Urmutter. Auf meine zögernde Frage, ob Klara denn Kinder habe, springt Anne plötzlich hoch und schluchzt laut auf: «Sie hat *mein* Kind bekommen!»

Klara hat zwei Kinder. Das letzte kam zur Welt, als Richard schon längere Zeit mit Anne zusammen war und eigentlich ihr ein Kind versprochen hatte, das sich aber nicht einstellen wollte. Gefühle von Eifersucht und Rivalität sowie die tiefe Kränkung gegenüber Richards ehemaliger Frau und seinen Kindern bewogen Anne dazu, seine Familie möglichst von ihm fernzuhalten. Es verletzte sie, daß Richard eigentlich schon vergeben war und bereits Frau und Kinder hatte. So war sie bemüht, die Spuren seines Vorlebens und besonders seines «Seitensprungs» möglichst zu verwischen, um ihn schuldlos und ohne ihn teilen zu müssen, für sich allein zu besitzen. Daß er genau zu dieser Zeit mit seiner Frau ein weiteres Kind zeugte, bedeutet für Anne neben der Kränkung ein Zurückfallen in die Isolation und die Angst, jederzeit alleingelassen zu werden. So hatte das zweite Kind Klaras auch ihre eigenen Lebenspläne so schmerzhaft durchkreuzt.

Anne spricht mit einer derartigen Wärme über Richards Kinderliebe, und ihr Schmerz über das zweite Kind ist so groß, daß ich aus diesen beiden Mitteilungen eine erste Deutung wage: «So einen Vater wie Richard hätten Sie auch gern gehabt. Vielleicht wären Sie am liebsten seine Tochter?» Anne lacht lauthals auf. Ihr Lachen verstehe ich als eine akute Entlastung ihres Unbewußten, als dürfe ein lang geheimgehaltener Konflikt straffrei offenbar werden.

Daraufhin berichtet Anne, daß ihr nach anfänglichem Widerstreben doch Ähnlichkeiten zwischen Richard und ihrem Vater aufgefallen seien. Bei beiden habe sie immer vergeblich versucht, um Liebe zu werben. Ihrem Vater seien Leistungen und Einkommen wichtiger als Gefühle gewesen. Einige Tage nach ihrer Hochzeit mit ihrem Mann, von dem sie inzwischen geschieden ist, erkrankte ihr Vater an Krebs und starb wenige Monate später. Es schien ihr damals so, als sei ein eigenes Glück ihr nicht vergönnt. Seit zwei Jahren rackere sie sich nun für Richard ab. Eigentlich hasse sie alle Männer und besonders deren sexuelle Triebhaftigkeit. Anne arbeitet an ihrer Promotion und Richard ist ihr Doktorvater, trägt also schon eine ähnliche Bezeichnung. Inzwischen ist er geschieden, jedoch nicht mit Anne verheiratet, obwohl er mit ihr und ihrer Mutter zusammen lebt. Meine erweiterte Deutung lautet dann: «Es ist wirklich schwierig, mit einem Vater ein Kind zu haben.»

In der dritten Sitzung werden weitere Funktionen deutlich, mit denen ein erwünschtes Kind von Anne beladen wird: Es soll Sinn und Ordnung, kreative Entwicklung und Liebe in ihr Leben bringen, zudem soll es ihre Depression wegnehmen. Es soll Vater und Mutter für sie sein. Sie erkennt daraufhin, daß ihre eigene Mutter sie ebenfalls in einer Mutterrolle fesgehalten hat, und unter Tränen gesteht sie mir, daß sie immer nur so viel wert gewesen sei, wie sie geleistet habe. Für ihre an Muskelschwund erkrankte und seit Jahren bettlägerige Mutter sei sie die einzige Pflege- und Bezugsperson, ja eigentlich sei sie nur zur Welt gekommen, damit die Mutter später eine Tochter als Begleiterin für ihr Alter habe.

Hier wird sichtbar, daß Annes viele Aufgaben – Mutters Pflege, Um- und Ausbau eines alten Hauses, berufliche Weiterbildung, biologische Doktorarbeit und Geldverdienen – ihr eigentlich weder Zeit noch Raum für ein eigenes Kind lassen und daß sie fürchtet, aus diesem Grunde von mir als «unbrauchbar für ein Kind» weggeschickt zu werden. Ich sage ihr, daß sie vielleicht in ihrer derzeitigen Überforderung, Verwirrung und Depression Hilfe für sich selbst brauche, und daß es primär gar nicht um ein Kind gehe. Sie gesteht mir erleichtert, daß sich eigentlich noch nie jemand um ihre Bedürfnisse gekümmert habe. Sie geht auf mein Angebot, eine Psychoanalyse zu machen, ein und ist zuversichtlich, dadurch ein Stück Besinnung und Ordnung in ihr Leben zu bringen. Wir verabreden eine Psychoanalyse für das kommende Jahr, also in ungefähr sechs Monaten, und arbeiten eine klare Vereinbarung aus: Sie wird dreimal wöchentlich zu mir kommen. Eine vierte Wochenstunde ist für sie nicht möglich, da sie weit entfernt von mir wohnt. Die Behandlung soll im Liegen stattfinden, so daß sie mich nicht anschauen und sich besser auf ihre eigenen Empfindungen konzentrieren kann.

Vier Monate später schreibt Anne mir, daß sie schwanger sei, die Entwicklung des Embryos jedoch stehengeblieben, quasi in Auflösung begriffen sei. Blutungen hätten eingesetzt, so daß eine Ausschabung vorgenommen werden müßte. Ihre intensiven Vorbereitungen bereits im dritten Schwangerschaftsmonat («Das Haus ist voll von Selbstgesticktem, Spielzeug, Fachliteratur, Vitaminpräparaten, Bioäpfeln, Pädagogischem, wissenschaftlichen Projekten, Therapieplänen für werdende Eltern») empfindet sie im nachhinein selbst als überzogene Reaktion. Schneller, als das Kind wachsen konnte, hat sie ihren äußeren Raum konkret und hektisch gefüllt.

Mit dieser ersten Schwangerschaft nach unseren Vorgesprächen wollte Anne wohl vor mir und den schmerzhaften Gefühlen, die in ihr aufstiegen, weglaufen, der Abhängigkeit von mir entfliehen und trotzig zeigen, daß sie mich nicht braucht. Vielleicht wollte sie mir auch rasch ein Geschenk geben, um sich einer Zuneigung zu mir zu entziehen und sich gleichzeitig ein Lob als «liebe Patientin» einzuhandeln. Ferner folgerte ich aus der kurzen Schwangerschaft, daß ein akutes Problem wohl erkannt und zum Teil gelöst worden war, daß aber noch tiefer verborgene Konflikte in ihr liegen mußten. So begannen wir also doch zu Anfang des Jahres mit unserer geplanten Analyse.

Bevor ich die entscheidenden Phasen der Behandlung schildere, beschreibe ich zunächst einige lebensgeschichtliche Daten, die während der anderthalbjährigen Behandlung aufgetaucht sind, sowie Annes relevante Objektbeziehungen, ihre mitmenschlichen Kontakte.

Annes Eltern hatten sich während des Krieges in einem kleinen Dorf im Osten kennengelernt, in dem die Mutter als Heimleiterin und der Vater als Soldat stationiert waren. Beim ersten Blick habe er gesagt: «Sie heirate ich», und nach einigen Wochen habe er Annes Mutter gefragt: «Darf ich dir ein Kind machen?» Annes Mutter habe am liebsten zwölf Kinder haben wollen. Der Vater war «topfit, hübsch, kerngesund und hatte weiße Zähne». Die Mutter habe sich eben nicht einen Mann, sondern einen potentiellen Vater für ihre Kinder ausgesucht. Anne selbst hätte sich in Richard auch einen Vater für ihr Kind ausgesucht, eben «einen topfitten Intellektuellen». Die Hochzeit der Eltern fand dann endlich auf Drängen von Annes Mutter im siebten Schwangerschaftsmonat statt. Mit Annes Bruder Franz, der zehn Jahre älter war als sie, erlebte die Mutter harmonische Jahre, solange der Vater im

Krieg war. Angeblich für ihn habe sie gegen den Wunsch des Vaters ein Geschwisterkind haben wollen. Aber zunächst hatte die Mutter drei Fehlgeburten und eine vierte Zwillingsfrühgeburt im sechsten Schwangerschaftsmonat. Anne wurde dann als zweites lebendes Kind ihrer Eltern in Österreich geboren, und zwar, nachdem der Arzt ihrer Mutter gemeint hatte, sie würde keine Kinder mehr bekommen, und das sei auch besser so.

Anne ist ein Kind der Nachkriegszeit. Ihr Vater wurde gegen Kriegsende noch in die SS übernommen und war von den Kriegserlebnissen sowie dem politisch-sozialen und moralischen Zusammenbruch schwer gezeichnet. Das trug sicherlich dazu bei, Anne die Welt des Vaters als unzuverlässig, gefährlich und von einem belastenden Geheimnis überschattet erscheinen zu lassen. Annes Vater war Berufssoldat, in seinem Wesen aber geradlinig und unbestechlich. Er lebte eher zurückgezogen in seiner eigenen Gedankenwelt – von der Familie mitleidig belächelt, aber auch unerreichbar für sie. Man gab ihm zu verstehen, daß er nie genug gegeben habe. Der Bruder enttäuschte die Erwartungen des Vaters und wurde für geringe Verfehlungen verachtet und später quasi aus der Familie ausgestoßen. Seinen «Niedergang» nahm sich Anne zum warnenden Beispiel, auch wenn sie den Verstoß des Bruders nicht ohne Genugtuung erlebte.

Der Vater war das siebte Kind einer Bauernfamilie aus Niederbayern. Aus seiner Jugendzeit existiert nur eine Geschichte: Sein erstes selbstverdientes Geld gibt er dem Vater, damit dieser sich für seine Rinderzucht den langersehnten Stier kaufen kann. Der Vater aber trägt das schwerverdiente Geld seines Sohnes ins Wirtshaus und hält dort all seine Freunde zwei Tage lang frei. Ihr Vater hat dies seinem Vater – also Annes Großvater – nie verziehen.

Bei Anne sei nur während der ersten vierzehn Lebenstage alles gut verlaufen. Dann habe sie sich zu einem ständig schreienden Säugling entwickelt. Der erschöpften und übernächtigten Mutter habe schließlich ein Kinderarzt geholfen, indem er dem Kind Schlaftabletten verschrieb. Einige Jahre vor Annes Geburt hatte die Mutter einen Unfall erlitten und eine deutliche Gehschwäche als Dauerleiden zurückbehalten; zudem hatte sie einen angeborenen Herzklappenfehler. Als Anne vier Jahre alt war, erlitt die Mutter eines Abends einen Herzanfall. Da kein Arzt zur Stelle war, holte der Vater in seiner Hilflosigkeit den Pfarrer, der der Mutter die «Letzte Ölung» gab. Anne erinnert sich deutlich daran, wie ängstlich sie damals war.

Als sie zwölf Jahre alt ist, eröffnet ihr die Mutter, daß sie an einer unheilbaren Krankheit, dem Muskelschwund, erkrankt ist und nie wieder gesunden werde. Seither läßt Anne die Angst um das Leben der Mutter nicht mehr los. Anne beschließt, ein besonders artiges und folgsames Kind zu sein. Bis zur Analyse hat sie das Gefühl, sie müsse die Mutter für die Misere ihres Lebens entschädigen, und fühlt sich dadurch immer mehr als Partnerersatz für die Mutter. Während der vielen Krankenhausaufenthalte war Anne sehr einsam und niedergeschlagen. Seit etwa zehn Jahren liegt die Mutter fast völlig gelähmt im Bett und wird – von Ausnahmefällen abgesehen – von Anne allein aufopferungsvoll gepflegt.

In Annes Familie besteht eine mehrere Generationen umfassende Kette von ganz ähnlichen negativen Ereignissen und unglücklichen Phantasien. Diese beziehen sich auf uneheliche Geburten, Verheimlichung des richtigen Namens, ungewollte Unfruchtbarkeit, dafür aber fruchtbare außereheliche Beziehungen sowie inzestuöse Verführungen. Kurz, sie enthüllen einen verlogenen und wenig sorglichen Umgang miteinander. So waren die Großmutter und die Mutter unehelich geboren, Annes Bruder vorehelich gezeugt worden. Annes Mutter Irene wuchs bis zu ihrem siebten Lebensjahr bei ihrer Großmutter auf, die aus Scham über den Fehltritt ihrer Tochter die Enkelin als ihr eigenes Kind ausgab und dieses deswegen unter falschem Namen im Kindergarten anmeldete. Danach bekam Irene einen Stiefvater, der eines Morgens versuchte, sie im Bett zu verführen, während ihre Mutter das Frühstück vorbereitete. Als «Belohnung» versprach er ihr einen Hund. Sie verweigerte sich ihm jedoch und vertraute sich in ihrer Not ihrer Mutter an, die das Kind daraufhin verzweifelt fragte, ob sie sich jetzt von ihrem Mann scheiden lassen solle. Zutiefst erschreckt verneinte Annes Mutter diese Frage.

Am Hochzeitsmorgen von Annes Eltern sei eine Frau mit zwei kleinen Kindern bei ihrer Mutter erschienen und habe behauptet, diese Kinder seien vom Bräutigam gezeugt worden. Für Annes Großmutter hatte das Schicksal Ähnliches beschieden: Als diese ihre Tochter Irene bei der Geburt ihres ersten Kindes Franz im Krankenhaus besuchte, erfuhr sie durch Zufall, daß die Geliebte ihres Mannes am selben Tag ein Kind zur Welt gebracht hatte. Da die Ehe der Großmutter mit Irenes Stiefvater ungewollt kinderlos geblieben war, war jene von dieser Entdekkung derart erschüttert, daß ihr Haar über Nacht grau wurde. Für Anne scheint sich heute mit der Wahl von Richard als Lebenspartner, seiner ehemaligen Familie, besonders mit seinem zweiten Kind, seiner Weigerung, Anne zu heiraten, sowie mit ihrer Unfruchtbarkeit das Schicksal ihrer weiblichen Vorfahren zu wiederholen, ja, fortzusetzen. Jetzt verstehe ich, was Anne meinte, als sie in der zweiten Stunde zu mir sagte, bei ihr würde von Generation zu Generation etwas Falsches vererbt.

Im Laufe der Analyse erkennt Anne, daß sie eigentlich damit beauftragt wurde, einen generationsübergreifenden, einen transgenerationellen Konflikt zu lösen. Die unglücklichen Frauenschicksale seit Großmutters Zeiten soll sie zum Guten wenden, die bösen Wiederholungen beenden. Sie dagegen möchte diese Last, von Generationen angehäuft, ablegen. Sie möchte nicht ihrer Mutter unausgesprochenen Wunsch erfüllen: «Sieh zu, wie du den schwarzen Balken aus dem Familienwappen wieder wegmachst!» So formuliert sie diese Aufgabe in der hundertsten Sitzung. Das Falsche, das von Generation zu Generation Weitergegebene, ist der gegenseitige Betrug der Ehegatten. Es geht hier nicht um Liebe, sondern um «gegenseitiges Ködern». Dem Mann geht es um die Lust, der Frau um das Erbmaterial oder die soziale Anerkennung. Da man diese Probleme unter den Teppich kehrt, entstehen Haß sowie liebloser und manipulativer Umgang miteinander.

Für ihren Vater findet Anne zu Beginn der Analyse nur abwertende Beschreibungen. Er war Soldat und Sadist, sagt sie mir zunächst, er habe keine Kinder gewollt und auch keine gehabt, denn er habe seine Kinder einfach ignoriert. Als sie mir dann aber erzählt, daß sie als kleines Mädchen Papas Kind und sein Prinzeßchen gewesen sei, wird spürbar, daß sie die Liebe zum Vater wohl verleugnen muß, um mit der Mutter nicht in Konflikt zu geraten. Anne bestätigt mir dann, daß es zu Hause ein Zweifrontensystem gegeben habe. Sie habe Mutters geheime Einstellung zu Vater übernommen, nämlich die einer unzufriedenen, enttäuschten und sexuell unerfüllten Ehefrau. Auch teile sie Großmutters und Mutters Ansicht, daß Männer mit ihrer Triebhaftigkeit wie Tiere wären. Die männliche Sexualität sei das Abscheulichste, was die Natur je hervorgebracht habe. Es erscheine ihr nicht miteinander vereinbar, daß der so aggressive Geschlechtsverkehr Leben hervorbringen könne. Aber so schlösse man eben einen Pakt: Männer wollten die Lust und Frauen das Kind. Also benutze man sich gegenseitig – aber später werde die Frau häßlich und das Kind störe. So seien beide letzten Endes betrogen. Anne mag die Hemmung ihrer Gebärfähigkeit auch aus dem verantwortungsvollen Wunsch entwickelt haben, ihrem Kind nicht ebenfalls das gleiche Schicksal zu bereiten, sondern die Wiederholungen zu beenden.

Wie zu Anfang beschrieben, war auch der Loyalitätskonflikt mit ihrer Mutter für ihre Unfruchtbarkeit mit verantwortlich. Ihre Angst um das Leben der Mutter ließ keine mit ihr konkurrierenden und um den Vater rivalisierenden Gefühle ins Bewußtsein kommen. Besonders in den Zeiten, in denen die Mutter im Krankenhaus war, hielt sie sich innerlich fern von ihrem Vater. Diese Lebensphasen, in denen sie sozusagen beim Vater die Stelle der Mutter ausfüllte, nahmen den ödipalen, d. h. auf den Vater gerichteten Liebesbestrebungen ihren bloßen Phantasiecharakter und machten sie zur Realität.

Obwohl die Mutter sich äußerlich dem Vater unterwarf, herrschte in der Familie eine latent feindselige oder später sanatoriumsartige Atmosphäre. Bis zu ihrem fünfzehnten Lebensjahr wagte Anne auf der Straße nicht geradeaus zu schauen, sondern hatte ihren Blick stets auf den Asphaltboden geheftet. Bis zu diesem Zeitpunkt hatte sie auch keine Regelblutung. Der Arzt, den sie dann mit ihrer Mutter aufsuchte, gab ihr eine so starke Hormondosis, daß Blutungen eintraten und gar nicht mehr aufhörten, so daß sie sich als unberührter Teenager bereits einer Ausschabung unterziehen mußte.

Anne mag wohl magisch davon überzeugt gewesen sein, daß die Wünsche auf den Besitz des Vaters mit dem Tod der Mutter bestraft werden würden. Schon der Vierjährigen hatte ja diese Gefahr gedroht. Obwohl die Familie dann später aus einen Einfamilienhaus in eine kleine Mietwohnung zog, träumte Anne weiterhin einen Traum vom sozialen Aufstieg. Sie formuliert es so: «Wie hätte ich je einen hohen Freier in unsere ärmliche Wohnung lassen können? Es ist ja ein echter Wahnsinn, daß ich als kleines Huschelchen aus dem Hinterwald – ohne ‹mittlere Reife›, ohne Mitgift und ohne äußere Attraktivität – einen Doktor mit fünf Millionen und adeliger Herkunft angeln sollte. Da habe ich mich lieber selbst auf den Weg nach oben gemacht.» (28. Stunde)

Sie heiratete nach einer Bürolehre mit elterlicher Zustimmung einen Beamten, kaufte sich ein eigenes Haus. Trotz Verzicht auf Empfängnisverhütung wird sie nie schwanger. Man lebt sich schließlich auseinander und läßt sich nach einigen Jahren scheiden. Anne holt die mittlere Reife und das Abitur nach. Danach studiert sie Biologie und «angelt» sich ihren Doktorvater. Aus Mitleid und Zuneigung nimmt sie ihre Mutter nach einem kürzeren Heimaufenthalt wieder zu sich. Aus dem Teilerlös vom Verkauf des ersten Hauses sowie aus dem kleinen Erbe ihrer Großmutter, die sie zwei Jahre lang bis zu ihrem Tod pflegte, kauft sie sich ein altes Haus, das sie in mühsamer Arbeit selbst umbaut und renoviert. Der große Garten ist für sie eine Möglichkeit, ihre Zukunftsängste in Schach zu halten, da sie sich «im Kriegsfall» mit eigenem Anbau am Leben erhalten könne (118. Stunde).

Die Analyse beginnt. Ich merke sehr bald, daß sie nur auf ihre nächste Periode lauert, um – falls eine Schwangerschaft eintritt – die Analyse wegen des «Erfolgs» zu beenden. Ich bespreche mit ihr, daß unter diesen Bedingungen, quasi in einer Analyse auf Abruf, eine tiefere psychische Arbeit nicht möglich und nicht sinnvoll ist. Gleichzeitig verstehe ich, daß eine Schwangerschaft für Anne eine Art Bombe bedeutet, die etwas zerstören kann, wenn sie losgeht. Es ist genau das Problem, das Anne mit ihrer Mutter hat und das sie nun auf mich überträgt. Ich stelle sie vor die Wahl, ob sie eine weniger intensive Therapie im Sitzen machen oder sich verpflichten will, ein Jahr lang die Antibabypille zu nehmen, damit wir uns auf eine kontinuierliche Arbeit einrichten können. Ich möchte ihr einen äußeren Rahmen und Raum geben, um mich gemeinsam mit ihr in ihre innere Leere und ihre Bedürfnisse einzufühlen. Dazu brauchen wir Zeit und einen Dialog. Sonst unterliegt Anne wieder der Verführung, ihre leere Gebärmutter sofort zu füllen und sich dem Tun statt dem Denken hinzugeben.

Zunächst ist sie empört über meine Forderung nach einem Verhütungsmittel, komme sie doch, um schwanger zu werden und nicht, um dieses zu verhindern! Vielleicht sei sie in einem Jahr mit fast dreiunddreißig schon zu alt für ein Kind! Doch schon am nächsten Tag kommt sie weinend in die Stunde, denn Richard hat sich «wie ein Schellenkönig» gefreut, daß sie die Pille nehmen soll. Sie fühlt sich verletzt, weil er damit ihre Illusion zerstört hat, daß sie ein Kind für ihn bekommen möchte. Nun spürt sie, daß es ihr eigenes Verlangen ist, das sie eher gegen ihn durchsetzen muß. So entscheidet sie sich für die Pille, und wir fahren in unserer Arbeit fort. Diese Ordnung tut ihr sichtlich gut: Es ist wohl für sie das erste Mal, daß eine Vater- und eine Mutterfigur in einer wichtigen Entscheidung übereinstimmen. So kann sie jetzt seelisch quasi zu einem Kind werden und die kindlichen Aspekte in sich zum Leben bringen.

Während des ersten halben Jahres kreist Annes Analyse hauptsächlich um die Mutter. Gleich in der ersten Stunde berichtet sie mir einen Traum, den wir den Initialtraum nennen: «Meine Mutter ist bei mir, sie hat Geburtstag, und ich möchte für sie ein schönes Fest richten. Ich will sie auch anziehen, aber ich bin, wie so häufig, zu spät dran. Ich weiß, daß meine Großeltern zu Besuch kommen, und alles ist noch unordentlich, ein einziges Chaos. Da klingeln sie schon unten an der Tür. Mutter soll durch die Sprechanlage sagen, daß Anne gleich herunterkommt. Schnell ziehe ich ihr die Hose hoch, schubse alle Sachen unter das Bett und bin sehr aufgeregt.» Dazu fällt Anne ein, daß sie einmal auch ohne Anstrengung leben möchte. Oder als sie schwanger war, da seien alle um sie herumgetanzt wie um das goldene Kalb. Die Mutter beneide sie schon um die Möglichkeit, sich auszusprechen, und sie wolle auch einmal zu mir kommen.

Annes Traum verstehe ich folgendermaßen: Sie gibt ihrer Mutter den Vorzug in ihrem Leben, sie will sie schmükken und unterstützen. Auch muß sie ihr bei der Beseitigung von schmutzigen Dingen gegenüber der Großmutter behilflich sein. Dies ist ein transgenerationeller Traum. In diesem ist sie gleichzeitig Mutter und Kind und muß dafür sorgen, den Schmutz der Familie unter den Teppich zu kehren.

Ihr Verhältnis zu ihrer Mutter beschreibt sie über viele Stunden hinweg als unzertrennlich: Eifersüchtig wache sie über deren Körper, der ihr allein gehöre. Auch noch nach dem Tod der Mutter wolle sie niemanden an die Tote heranlassen. Mutters Körper sei ihr Ursprung und ihre Heimat. Eine Trennung käme ihr wie ein Dolch gegen sie vor. Ihr ist, als sei die Mutter ein Organ von ihr. Man könne sich auch nicht sein Herz, seine Leber oder seine Lunge für ein Vierteljahr herausreißen, obwohl sie ganz gern noch einmal für sich allein leben wolle. Die Mutter habe sie ja zu ihrem Geschöpf, zum identischen Zwilling gemacht. Sie sei das einzig Verläßliche in ihrem Leben gewesen. In sich selbst fühlt Anne keine Verankerung. Früher habe die Mutter immer gedroht: «Wenn ich mal nicht mehr bin, wirst du verkommen!» Sie hatte sogar die Phantasie gehabt, mit ihrer Mutter ein Kind zu haben. Würde sie sich von ihrer Mutter trennen, wäre sie wie ein Schiffer, der seinen Anker wegwirft, und das wäre ja selbstmörderisch. Sie könne sich nicht im Niemandsland befinden. Eigentlich lebe sie Mutters Leben, denn diese habe ein Mädchen haben wollen, um selbst noch einmal zur Welt zu kommen. Sie habe sogar ihre sexuellen Abenteuer für die Mutter miterlebt und sie immer daran teilhaben lassen. Die Mutter zu heilen, sei ihr größter Lebenswunsch und ihre liebste Phantasie. Wenn sie sich gegenseitig besitzen, sind sie zusammen zwei Riesen: «Wir zwei gegen den Rest der Welt. Ihr Fleisch ist mein Fleisch, ihren Schmerz und ihr Verschlucken muß ich immer mitempfinden.»

Als Anne schon schwanger ist, es aber der Mutter noch nicht gesagt hat, meint diese: «Schätzle, es wäre doch besser, du wärest in meinem Bauch geblieben. Da hättest du dich nicht so abrackern müssen. Ich hätte dir schon einmal ein Loch hineingeschnitten, daß du Licht bekommen hättest und dich nicht langweilen würdest!» An diesem Ausspruch wird erkennbar, wie die Mutter immer wieder versucht, sich selbst zum Mittelpunkt von Annes Leben zu machen, ihr eine Welt vorzugaukeln, an der diese längst zu ersticken droht, und auch, wie neidisch sie alle Aktivitäten der Tochter beobachtet und diese eigentlich zerstören will.

Anne will ein Kind, um sich von der Mutter zu lösen, und um wieder für jemanden zu sorgen und von Nutzen zu sein. Damit würde sie aber die Mutter nicht nur erfreuen, sondern diese zugleich zerstören. Denn ihr Kinderwunsch besteht seit der Zeit, da ihre Mutter deutlich kränker ist. Das bedeutet, daß sie mit einem Kind auch für den Tod der Mutter gewappnet sein will, indem sie den Platz vorsorglich ausfüllt. Ein Kind nähme auch der Mutter, die sich ja wie ein Kind von ihrer Tochter versorgen läßt, ihren jetzigen Platz weg. So ist jede Menstruation für Anne eigentlich ein Damoklesschwert zwischen Tod und Leben, eine Bombe, eine doppelsinnige Botschaft: Wenn sie denkt, sie sei schwanger, wird sie verrückt. Wenn sie denkt, sie sei nicht schwanger, wird sie auch verrückt. In einer derartigen seelischen Enge gibt es keinen Ausweg.

Diese Beziehung zur Mutter gestaltet Annes eigenes Selbst. In ihrem Lebenslauf schreibt sie: «Innerlich habe ich wenig Eigenes und sehne mich eigentlich danach, mit einem anderen eine symbiotische Beziehung zu haben. Mein Leben bestand immer darin, irgendwelchen Zielen nachzulaufen, und wenn ich sie erreicht hatte, waren sie mir Asche im Mund. Wenn ich dann erreicht habe, was ich wollte, entwerte ich es wieder und stecke mir ein neues Ziel. Ich bin oft sehr depressiv verstimmt, morgens im Bett erscheint mir das Meistern des kommenden Tages als ungeheure Anstrengung und abends bin ich froh, wenn ich wieder ins Bett flüchten kann.» Einmal gesteht sie mir:

«Wenn nichts da ist und ich morgens aufwache, möchte ich eine Pistole nehmen und mich erschießen, denn nur für mich allein ist das Leben sinnlos. Beziehungen sind wie der Börsenmarkt, eine egoistische Angelegenheit.» (26. Stunde) Oder: «Es ist für mich völlig unklar, wer ich selbst bin, als hätte ich keine Identität.» (48. Stunde) Auch erlebt sie sich als ungeheuer gierig. Wenn man ihr keine strengen Grenzen setze, sei sie sicher unersättlich – wie ein Moloch. Um dem vorzubeugen, lebe sie sparsam und gönne sich fast nichts. Schokolade kaufe sie sich nur äußerst selten, und wenn, nur heimlich. Gehe sie ins Erdbeerbeet, um sich Beeren für sich selbst zu holen, habe sie ein schlechtes Gewissen. Denn eine Erlaubnis, sich etwas zu holen, war früher immer ungewiß. In ihrer Familie hätte man eher die eigenen Kinder zerschnitten als andere zu schädigen. Kaufe sie etwas für sich selbst, müsse sie auch gleich etwas für die Mutter mitbringen. Ihre Lebensangst hält sie mit starken Kontrollbedürfnissen in Schach, die sich nicht nur auf ihr eigenes Leben, sondern auch auf das ihrer Mitmenschen beziehen. Beschämt erzählt sie mir über frühere Durchsuchungen von Richards Sachen.

Unschwer läßt sich erkennen, daß die Mutter ihre Tochter für ihre eigenen Bedürfnisse benutzt hat. Im Wissen, daß ihre körperlichen Kräfte bald schwinden werden, hat sie von Annes Lebendigkeit und Kraft gezehrt. Sie hat das Innere ihrer Tochter regelrecht besetzt und sich wie ein Dieb Liebe, Kraft und Lebendigkeit gestohlen. Wegen dieser seelischen Verluste kann Anne nur eine eigene innere Leere und das fehlende Identitätsgefühl beklagen, ohne zu wissen, wie sie sich selbst wiederfinden kann. Sogar ihren Neid und ihre Gier hat die Mutter in Anne hineingelegt, und diese bemüht sich, ganz wenig für sich selbst zu nehmen. Hat sie mit viel Mühe Ziele erreicht, die die Mutter nie erreichen konnte, opfert sie diese symbolisch ihrer Mutter, indem sie das Erreichte entwertet. So entgeht sie dem Neid der Mutter und einem möglichen Konflikt zwischen ihnen.

Gerade wegen ihrer Schwäche kann Anne Abhängigkeit nicht akzeptieren. Sie leidet an allen drei narzißtischen Kränkungen, die jeder Mensch hinnehmen muß. Die erste ist die narzißtische Wunde, daß man nur auf die Welt kam, weil man von jemandem geboren wurde. Die zweite ist die Tatsache, daß es Männer und Frauen gibt und man jeweils nur ein Geschlecht haben kann. Die dritte Kränkung besteht in der Andersartigkeit der Menschen, so daß man niemals einem anderen ganz gleichen kann. Anne schämt sich sogar dafür, daß sie keine Jungfernzeugung tätigen kann, bei der Zeugung ihres Kindes also von einem Mann abhängig ist (69. Stunde). Ihre narzißtischen Wünsche an mich sind groß: Ich solle sie vom Turm mit einem Bettlaken winkend willkommen heißen, sie wolle ein eigenes Kissen bei mir haben, ja, am liebsten meine einzige Patientin sein. Noch in der 141. Stunde verleugnet sie, daß sie als Embryo von ihrer Mutter abhängig gewesen sei, «auch wenn das alle anderen Embryonen sind». Auch der Gedanke an die Existenz von Richards leiblichen Kindern als lebendiger Beweis für sein Vorleben und damit seine Andersartigkeit ist für sie schwer zu ertragen. Am liebsten würde sie «mit seiner Brut nichts mehr zu tun haben» (143. Stunde). Wenn er sich um seine Kinder liebevoll kümmert, trägt sie sich mit Selbstmordgedanken. Sie will niemanden brauchen; sie fürchtet, zugrunde zu gehen, wenn sie Vertrauen entwickelte. Dann könnte man sie jederzeit betrügen.

In der Analyse weint sie oft; sie befürchtet, es könne bei ihr etwas Egoistisches und Scheußliches herauskommen. Sie fühlt allmählich, daß sie sich ein eigenes Leben wünscht und möchte die Mutter in ihre Schranken verweisen: «Alles bisher ist schon von meiner Mutter besetzt gewesen», schluchzt sie in der 79. Stunde. Ihr Wunsch, ein Matriarchat zu errichten, soll die Verleugnung ihrer Ohnmacht und Abhängigkeit sein. Sie hat kein Vertrauen, daß irgend jemand ihr Gutes tun will, sie bleibt überall auf der Hut, in ständiger Kontrolle, angespannt, ausgebeutet und hilflos. Auch bei mir achtet sie darauf, nicht ausgeliefert zu sein. Da in ihr die Welt ihrer Mutter und ihrer eigenen Bedürfnisse in heftigem Kampf liegen, meint sie: «Wenn ich so bin, wie ich bin, kann mich niemand liebhaben.» Ihre einzige Möglichkeit scheint ihr, mit Hilfe eines Köders Leute zu angeln, da sonst niemand bei ihr bliebe. So hat sie für Richard wie eine Fischerin Sexualität als Wurm an der Angel ausgeworfen. Die männlichen Fische beißen an und sind dadurch an sie gebunden. Es ist ein mörderisches System, in welchem es nur Täter und Opfer gibt.

Da die Darstellung der gesamten Psychoanalyse den Rahmen dieses Buches sprengen würde, greife ich nur vier Ereignisse heraus, die ich näher beschreiben möchte. Dieses sind die Umstände ihrer Schwangerschaft, eine wichtige Woche der Erkenntnis, einige Briefe an mich in den letzten Monaten vor ihrer Entbindung sowie die erste Zeit mit ihrem Kind.

Anne setzt nach ca. sieben Monaten Psychoanalyse während meines Urlaubs vorzeitig die Pille ab, als sie mit Richard nach Ägypten verreist. Am Urlaubsort stellt sie sich unter den Schutz der Fruchtbarkeitsgöttin Heket, von welcher sie mir ein Foto schickt. Durch sie hofft sie auf eine Befruchtung. Damit relativiert sie meine Macht und verweist mich – anstelle ihrer Mutter – in meine Schranken. Vielleicht möchte sie mir ein zweites Mal zeigen, daß sie mich nicht braucht, damit sie nicht abhängig und unwürdig ist, sonst fühle sie sich wie «amputiert». Sie habe «das Kind durchdrücken» wollen, da sie davon überzeugt sei, daß ich nicht ihr Bestes, sondern nur Freude an meiner Analyse haben wolle, so wie auch die Mutter scheinbar alles nur für sie, Anne, gewollt und doch alles selbst gefressen habe (109. Stunde). Erst in der 152. Stunde, einen Monat vor ihrer Entbindung, spürt sie, daß mein Handeln wohl doch von Sorge um sie getragen war: «Es tut mir so leid, aus mangelndem Vertrauen Ihnen gegenüber die Analyse vorzeitig abbrechen zu müssen.»

Sie teilt mir nach der Urlaubspause mit, daß sie die Pille abgesetzt habe, und sie wird, nachdem sie keine ablehnende Reaktion von mir erhält, im darauffolgenden Monat schwanger, genau neun Monate nach Analysebeginn – der Dauer ihrer eigenen «Schwangerschaft» bei mir. In der Zeit zuvor konnten wir viel über ihren Haß sprechen. So war es ihr möglich, diesen gemeinsam mit mir anzuschauen und einen Teil der Feindseligkeit abzubauen. Das erlaubte ihr auch, eine Grenze zwischen sich und ihrer Mutter zu ziehen. So konnte sie einen Schritt aus ihrer bisherigen Welt von wahnhafter Allmacht, der seelischen Einheit mit ihrer Mutter, in eine Welt individueller Verantwortung vollziehen. Wahrscheinlich spielte bei dem Entschluß, die Pille abzusetzen, auch mein Urlaub eine Rolle. Anne mußte mir während unserer Trennung zeigen, daß sie sich selbst alles beschaffen kann, um nicht allein zu sein. Auch entsprach dieses Handeln ihrer Angewohnheit, sich nur heimlich etwas zu gönnen. Doch ihre Angst, für die gierigen Wünsche bestraft zu werden, ist groß, zum Beispiel befürchtet sie, ein behindertes Kind zu bekommen. Ein schwer geschädigtes Kind würde sie umbringen, mit einem Kissen ersticken, auch wenn sie dafür ins Gefängnis gehen müßte. Die Fehlgeburt im letzten Jahr – so kann sie mir nun erzählen – setzte kurz nach einem Telefonat mit der genetischen Beratungsstelle ein, als sie erfuhr, daß bei der embryonalen Untersuchung (Chorionzottenbiopsie) normalerweise nur die Chromosomenstörungen, nicht aber alle angeborenen Stoffwechselerkrankungen überprüft würden. Damit erschien ihr das Risiko, ein behindertes Kind zu bekommen, plötzlich viel größer.

Eine wichtige Therapiewoche war der Zeitraum zwischen der 120. und 122. Stunde. In jeder Stunde berichtet Anne von Träumen, die uns tiefer in ihren seelischen Prozeß hineinführen. In den Tagen zuvor war ihr bereits aufgefallen, daß sie wie unter einem Damoklesschwert lebe, das ständig drohe, herabzufallen. Dieses hatten wir folgendermaßen verstanden: Ihre Mutter hatte unbedingt ein Mädchen haben wollen. Die totgeborenen Zwillinge jedoch waren Jungen, mit denen die Mutter gar nichts hätte anfangen können. Ihrer vorbewußten Phantasie zufolge hat Anne also nur überlebt, weil sie ein Mädchen war. Wäre sie ein Junge geworden, so hätte auch sie sterben müssen. Ich verstehe nun die tiefe Angst und Verunsicherung, die sie von Kindheit an begleitet haben. In der darauffolgenden Woche ist sie bereit, sich diesen Ängsten zu stellen und sie für sich und das erwartete Kind zu lösen. In der 120. Stunde beginnt sie mit folgendem Traum: «Die Mutter sagte, sie müsse jetzt sterben, um neuem Leben Platz zu machen. Es war ein zwiespältiges Gefühl.» Ein zweiter Traum schließt sich an: «Ich sah deutlich, daß bei mir am Gebärmutterhals ein Verschluß (Cerclage) gemacht wurde; die Gebärmutter sah aus wie ein Beutel mit Tiefkühlkost.»

Zu diesem Traumbild fallen ihr die Eisbeutel ein, die ihrer Mutter auf ihren Unterleib gelegt worden waren, als sie mit Anne im fünften Monat schwanger war. Auch während dieser Schwangerschaft bestanden Frühgeburtsbestrebungen, ihr eigenes embryonales Leben war also akut gefährdet. An dieser Stelle fällt Anne ein, daß sie so ungern Tiefkühlkost ißt und diese deshalb bei ihr oft verdirbt. Sie rackere sich ab, das frische Gemüse aus dem eigenen Garten zu ernten und einzufrieren, aber das Aufgetaute sähe so grau und zusammengefallen aus und bedeute außerdem auch das Ende der Konservierung, also quasi Tod. Wir verstehen nun ihre unbewußte Phantasie: Sie selbst war sozusagen ein tiefgefrorener Embryo in der Mutter Leib gewesen und ein «Auftauen» hätte ihren Tod bedeutet. Indem sie die Konservierung von Tiefgekühltem nicht beendet, rettet sie magisch immer wieder ihr eigenes Leben und bestätigt sich selbst in der Phantasie, daß sie nicht wie ihre Geschwister im Embryonalstadium aufgetaut und ausgestoßen wird. Sie ist also der Mutter nicht ausgeliefert und kann über den Tod triumphieren! Die Jungen, für die die Mutter nicht einmal männliche Vornamen bereitgehalten hatte, kamen trotz des Eisbeutels zu früh auf die Welt. Einer sei bereits 48 cm lang und 1600 Gramm schwer gewesen und habe sogar an der Brust getrunken. Es grenze an Mord, meint Anne, daß man für die beiden nicht richtig gesorgt habe. Da kein Brutkasten zur Verfügung stand, habe man sie in ein normales Bettchen gelegt. Am folgenden Morgen seien beide Kinder tot, erfroren aufgefunden worden.

An dieser Stelle unterläuft Anne ein bedeutsamer Versprecher. Sie sagt: «Man hätte sie davonbringen können.» Auf mein erstauntes Nachfragen wiederholt sie diesen Satz wörtlich. Ich spreche sie auf das seltsame Wort «davonbringen» an. Sie meint, sie habe eigentlich «retten» sagen wollen. Dieses Wort ist also eine unfreiwillige Kombination aus zwei entgegengesetzten Strebungen, nämlich aus «davonkommen» und «umbringen». Es wird deutlich, daß das Retten ihrer Brüder Annes bewußter, das Umbringen ihr unbewußter Wunsch ist, der mit dieser Fehlleistung des Versprechens ans Tageslicht tritt. Diese Todeswünsche kann sie nun auch als zu sich gehörig anerkennen, denn nur durch den Tod der Brüder habe sie selbst leben können. Sie sei froh darüber, daß sie lebe. Hierzu paßt das Bild, das Anne ständig vor Augen hat und das sie nicht losläßt: Sie sieht zwei kleine weiße Särge, die man unter den Arm klemmen kann, weil man keinen Wagen braucht, um sie zu ziehen – so, als sei sie bei der Beerdigung, die ja mehr als ein Jahr vor ihrer Geburt stattgefunden hat, dabeigewesen. Die Mutter selbst habe nie über die Beerdigung der Zwillinge gesprochen. Mit dieser Phantasie leistet sie wohl auch Trauerarbeit für ihre Mutter: Sie trägt deren beide Kinder zu Grabe. Vielleicht bedeutet ihre Weigerung, Tiefgekühltes aufzutauen, auch den magischen Versuch, den Tod ihrer Geschwister wiedergutzumachen.

Anne befindet sich in einer tragischen Situation. In ihrer Phantasie gewinnt sie ihr Leben nur durch ein unausweichliches Verbrechen – ihre Geburt ist also bereits eine Todsünde. Eine seelische Abwehrmaßnahme hilft ihr und offenbar auch der Mutter bei dieser Konstruktion: Der Arzt habe bei der Entbindung der Zwillinge gesagt, daß die beiden Jungen «SS-Maß» hätten, wenn sie ausgewachsen wären. SS steht für Mord, Grauen und Verbrechen. Das Böse, Mörderische wird also auf die beiden kleinen Wesen verschoben, denen es folglich recht geschah, vorzeitig ausgestoßen zu werden. Dadurch ist die Mutter entlastet, die die Kinder – aus welchen Gründen auch immer – nicht länger in ihrem Leib halten konnte.

Nun endlich kann Anne den Bogen von den frühen Kindheitsereignissen und -phantasien zu ihrer heutigen Situation spannen. Ihr ist aufgefallen, daß sie seit dem fünften Schwangerschaftsmonat das genaue Datum der Lebenszeit des Embryos nicht mehr behalten kann. Hat sie sich noch im vorigen Monat jede Woche, ja fast jeden Tag, merken können, so entfallen ihr unerklärlicherweise die Daten in diesem Monat. Wir verstehen, sie möchte – diesmal als Mutter – mit diesem gefährlichen Monat der schicksalsträchtigen Embryonalzeit nicht in Berührung kommen, ja, sie fürchtet unbewußt, ihrem Kind dasselbe anzutun, was ihre Mutter den Geschwistern angetan hat – also den «Mord» an ihrem Kinde im Wiederholungszwang weiterzugeben. Diese Einsicht, so schmerzhaft sie für Anne ist, bringt auch ein Stück Entlastung. Die gehemmten Tötungsimpulse ihrem eigenen Kind gegenüber haben eine Geschichte, die sie jetzt langsam verstehen lernt. Einerseits mag sie nun auch fürchten, daß ihr Kind zu groß und stark wird, vielleicht ein Ungeheuer; zum anderen hat sie auch Angst vor ihren eigenen mörderischen Impulsen. Mit weiser Voraussicht hat sie sich bei der Chorionzottenbiopsie, die ein gutes Ergebnis brachte, nicht das Geschlecht des Kindes mitteilen lassen: Ihr eindeutiger Wunsch ist ein Junge, da Mädchen so viel weniger wert seien und sie nicht wisse, was für ein Leben eine Frau eigentlich führen solle.

Indem sie mir diesen Traum der 120. Analysestunde mitteilt und sich mir mit ihren tiefen Ängsten und ihrer Verwirrung anvertraut, vermittelt sie mir, daß ich sie vor ihren eigenen Impulsen bewahren möge. Sie fühlt sich ihren Trieben gegenüber fast so hilflos ausgeliefert, wie es früher die Zwillinge waren, die man hat sterben lassen. Ich beruhige sie und sage ihr, daß es nicht nur schwarz oder weiß, Tod oder Leben, Vater oder Mutter gibt, sondern daß wir gemeinsam jetzt dafür sorgen würden, das Kind in ihr, dem sie schon so viel gute Substanz gegeben hat, am Leben zu erhalten. Es ginge darum, sich auch um ihr eigenes Wohl zu kümmern, denn sie solle nicht so verletzt werden wie ihre Mutter, die durch die Eisbeutel schwarze Erfrierungen am Bauch davongetragen hatte.

In die 121. Stunde am folgenden Tag bringt sie mir einen neuen Traum mit: «Ich kämme mir meine Haare, sie fallen büschelweise aus. Ich wundere mich und kann es nicht verstehen.» Dazu fällt ihr der bekannte Haarausfall nach einer Entbindung ein. Auch erzählt sie mir, daß sie Auseinandersetzungen mit Richard und ihrer Mutter gehabt habe, die aber dann mit einer Verständigung geendet hätten. Ich sehe ihren Traum als gutes Zeichen an. Es ist ein guter Traum für sie, in welchem sie akzeptiert, etwas von sich zu verlieren. Um voranzukommen, muß sie zunächst auf Befriedigung und Wunscherfüllung verzichten. Nur wenn sie den Verlust akzeptiert, wird sie innerlich frei zu wählen. Ein Kind zu tragen, wie Anne jetzt, ist ein Reifeschritt, für den auf Schönheit, Unabhängigkeit und falsche Triebimpulse verzichtet werden muß. Mit diesem Traum zeigt Anne deutlich, daß sie zum Verzicht bereit ist.

Der Traum des folgenden Tages (122. Stunde) zeigt noch deutlicher, daß Anne eine Änderung ihrer psychischen Struktur durchgemacht hat: «Ich gehe durch einen Wald, sehe einen struppigen, schwarzen Hund, der aussieht wie eine Katze. Ich streichle seine vielen Junge, reizende, aber verwahrloste Mischlinge. Ich bedauere, daß ich sie nicht mitnehmen kann. Ich gehe weiter und sehe, daß rechts und links am Straßenrand Schlachtabfälle liegen. Plötzlich bin ich zusammen mit Frau Dr. H., meiner Hausärztin. Ich sehe wieder Schlachtabfälle und eine Kuh, die halb abgehäutet dazwischen steht, aber noch lebt. Ich finde das eine Gemeinheit, und Frau H. stimmt mir zu. Ich will etwas unternehmen und sage zu ihr: ‹Wenn Sie ihr eine Spritze geben, damit sie nicht mehr leiden muß, zahle ich diese.› ‹In Ordnung›, sagt Frau H., ‹die kostet 4,50 DM›, was ich sehr billig finde. Frau H. wollte mir helfen, doch es war meine Idee. Plötzlich kommt mir eine Bäuerin mit dieser Kuh am Halfter entgegen. Ich beschimpfe sie, drohe ihr Konsequenzen an. Dann frage ich nach ihrem Namen, aber sie antwortet mir nicht. Ich bin wütend. Frau H. deutet auf den Hof, um mir zu zeigen, wohin die Bäuerin geht. Dorthin folge ich ihr, kann aber das alte, abgewetzte Namensschild nicht lesen. Ich rufe wutschnaubend hinterher: ‹Eine Zeugin hab ich auch!› Ich denke mir, die entkommen mir nicht. Als ich zurückgehe, drehe ich mich noch einmal um und sehe, daß die ganze Familie den Stall putzt und alle Spuren der grausamen Tat beseitigt. Ich erschrecke, was ich mir mit meinem Vorhaben angetan habe: die Kosten, den Anwalt, die viele Zeit. Mir wird klar, daß ich ohne Beweise bestimmt in die zweite Instanz gehen muß. Ich fühle mich moralisch verpflichtet, weiß aber nicht, wie ich das Ganze schaffen kann.»

Anne kommt in den Sinn, daß die Mutterkuh ihre eigene Mutter ist, die in ihrem Bett auch immer so halbgeschlachtet daliegt. Von der Verwandtschaft kam auch damals bei den Totgeburten weder Mitgefühl noch Hilfe. Die Mutter sei gar nicht erst auf die Idee gekommen, irgend jemanden in der Familie um irgend etwas zu bitten. Dann kommt Anne noch einmal auf die Schuldfrage zu sprechen. Sie sagt, sie sei der Mutter dankbar, daß sie die Eisbeutel ertragen habe, auch um den Preis der Erfrierungen auf der Haut. Anne habe bisher lieber selbst die «Schuld» am Tod ihrer Geschwister tragen wollen, denn nur so habe sie sie auch abtragen können und sich nicht endlos verpflichtet und abhängig gefühlt. Doch nun erkenne sie, daß dieses Geschehen mit ihr selbst eigentlich weniger zu tun habe. Bisher war eine Zurückweisung dieser Schuld nicht möglich, da es zur Mutter keine Grenzen gab; man wußte nie, «wer wo anfängt und wer wo aufhört». Statt dessen hatte die Mutter etwas erlebt und Anne mußte es emotional durcharbeiten.

Der zuletzt beschriebene Traum, den Anne kurz vor einer erneuten Urlaubspause träumt, stellt in Form eines Überblicks den Weg dar, den sie in der Analyse gegangen ist. Der Wald steht für das Dickicht des Unbewußten. Katze und Hund sind Aspekte ihres Selbst. Die Katze verkörpert ihre narzißtische Bestätigung, der Hund ist Zeichen einer verläßlichen Objektbeziehung. Die vielen Jungen bedeuten, sie ist nicht allein und kann mir viele Aspekte von sich zeigen, um die ich mich kümmern soll. Wenn sie nun in der Analyse weitergeht, kann sie akzeptieren und aushalten, daß sie Hilfe braucht. In der Gestalt ihrer Hausärztin, Frau Dr. H., begleite ich sie fortan. Auf beiden Seiten des Weges liegen Schlachtabfälle, was bedeutet, daß ihr Lebensweg gesäumt ist von toten und unheimlichen Dingen, die sie erlebt hat und die ihr angetan wurden. Ich schaue mit ihr gemeinsam diese toten Aspekte ihres Selbst und ihrer Familie an und sie sucht meine Bestätigung für ihre eigenen Gedanken und Gefühle. Die Kuh im Traum – ihre Mutter – ist übel zugerichtet, sie leidet stumm. Anne ist sofort in Kontakt mit dem Leid der Mutter. Sie bittet mich (Frau Dr. H.), dieser beim Sterben zu helfen, um das Leid des Lebewesens mit der halbabgezogenen Haut zu beenden. Dieser Wunsch ist nicht aggressiv, sondern durch Einfühlung und Wiedergutmachungswünsche gekennzeichnet. Plötzlich kommt die Bäuerin, der die Kuh gehört, und die sie derart zugerichtet hat. Diese steht für die Großmutter, mit der Anne bisher identifiziert war. Ihr Name ist unleserlich, was an die Kindergartengeschichte mit dem falschen Namen erinnert. Die Großmutter soll nicht mehr die Spuren ihrer bösen Taten verwischen – so wie ja auch Anne in ihrem ersten Traum die schmutzigen Sachen unter dem Bett versteckt hat –, sondern jetzt soll ich sehen und ihr glauben, bezeugen, was die Familie der jeweils nächsten Generation angetan hat. Für die Folgen der Taten der Großmutter, also für die unbewußte Geschichte ihrer Familie und damit für ihre eigene muß Anne zahlen, hier mit einer langen Analyse. Aber trotz aller Schwierigkeiten hat sie den festen Willen zur Beseitigung der Unsauberkeit.

Zusammenfassend deute ich den Traum so: In ihm geht es trotz eines Tötungsvorgangs nicht um Mord, sondern um einen menschlich verantwortungsvollen Akt. In Annes innerer Welt ist die Mutter wie ein leidendes Tier, und sie möchte an ihr eine Form der Wiedergutmachung ausüben. Sie will die Mutter sterben lassen und ihr im nachhinein Gerechtigkeit angedeihen lassen. Gleichzeitig jedoch möchte sie der Mutter auch ein neues Leben geben und ihr sozusagen eine neue juristische Haut konstruieren: Ein Richter soll alle Verletzungen offenlegen und einen jeden nach seinen Taten richten. Doch aus einem anderen Blickwinkel heraus ist auch Anne das Tier mit der abgezogenen Haut, denn es ist ihre eigene Lebensgeschichte. Niemals hat sie sich gegenüber ihrer Mutter eine eigene, abgrenzende, unverletzliche und schützende Haut aneignen können. Wie die Traumkuh, so fühlt auch sie sich zwischen Leben und Tod stehend. Soll sie leben oder sterben? Soll ihr Kind leben oder sterben? Wenn man ein eigenes Kind bekommt, muß man auch frei sein für dieses, frei von früher phantasierter Schuld und alten Ängsten, frei von Verpflichtungen, in denen man trotz einer Überforderung noch festgehalten wird. Denn die eigene Energie ist begrenzt, und für ein Kind muß Platz geschaffen werden, damit es sich selbst frei entfalten kann. Anne hat genug vom Beladenwerden durch ihre Mutter. Sie möchte sich nicht mehr über diese alten Geschichten definieren, daß die Mutter ihr die Bahn ins Leben freigemacht habe um den Preis ihrer Fehlgeburten, ihrer Totgeburten und ihrer Erfrierungen. Anne möchte in der analytischen Therapie eine neue authentische, zu sich selbst gehörige – quasi analytische – Haut bekommen.

Tage nach diesem Traum sagt Anne, sie fühle sich «sauwohl in ihrer Haut». Sie möchte am liebsten dauernd vor dem Spiegel stehen, nackt auf die Straße gehen oder sich von ihrer Mutter den nackten, deutlich gewachsenen Bauch bewundern lassen. Wenn es ihr so gut geht, wird es auch dem Kind in ihrem Leib wohl sein, meint sie. Jetzt wird ihr bewußt, daß sie bisher eine Art Schattenleben gelebt hat, nun fühlt sie sich glücklicher. Bisher hat sie immer mit einem Bein im Grab gestanden. Sie mußte ständig die Balance halten, wie bei einer Gratwanderung. Ihr Leben hatte folgendes Leitmotiv: an der Kippe von zwei Zuständen sein, halb Schiff, halb Land, halb Beruf, halb Hausfrau, halb Mann, halb Frau. Aus der Einbahnstraße von nur einem Zustand wäre sie nicht mehr herausgekommen. Auch mußte sie, um ihre Schuld so klein wie möglich zu halten, der Mutter nicht nur Tochter sein, sondern ebenfalls die toten Brüder ersetzen.

Ihre depressiven Zustände seien verschwunden. Früher habe sie wie in einem Gefängnis gelebt, in dem man für jede kleine Vergünstigung die Wärter erst bestechen mußte, sagt sie nun in der Rückschau.

Zwei Monate später, im siebten Schwangerschaftsmonat, muß Anne doch für einige Tage in die Klinik, da bei ihr eine Infektion und eine damit verbundene leichtere Wehentätigkeit festgestellt wurden. Von dort schreibt sie mir einen Brief, aus dem ich einige Passagen zitieren möchte: «Ich bin mir ziemlich sicher, die ganze Chose war eine Reaktion auf mein Michüberfordern, es wurde mir alles zuviel. Dabei wollte ich mit meiner fabelhaften Schwangerschaft protzen, und daß ich dabei trotzdem noch locker meinen zwölfstündigen Dienst hinlege, im Garten wühle, den Haushalt schmeiße, die Fenster schleife und lackiere, auf der Heimfahrt von Ihnen den Großeinkauf mache, usw., usw. Dabei wollte ich im Innersten, daß Richard sagt: ‹Schätzle, schone dich doch mehr, komm, geh ins Bett, du bist sicher ganz kaputt.› Daß er aber zu allem ausgerechnet jetzt drei Wochen wegfahren mußte und alles an mir hängenbleibt, hat mich schon mächtig gewurmt... Meine Einweisung ins Krankenhaus hat mich allen Konflikten kurzfristig entzogen und zudem noch alle Aufmerksamkeit auf mich gerichtet, nach dem Motto: ‹Für eine Infektion kann *ich* nichts.›... Im übrigen habe ich die gleiche Situation erlebt wie meine Mutter. Ist ganz schön frappierend – sie mußte auch liegen, mit Eisbeuteln, ich am Tropf –, so verdienen wir unsere Kinder!!!!! Ich hätte ja auch zum fast gleichen Geburtstermin auf die Welt kommen sollen wie jetzt unser Kind, und – halten Sie sich fest – es wird ein Mädchen! Es ‹saß› so günstig mit gespreizten Beinchen, daß man es sehen konnte im Ultraschall. Ich war anfangs traurig und enttäuscht. Ich wollte schon unbedingt eine Tochter haben, aber erst als zweites Kind. Ich habe es als Versagen erlebt und als etwas Minderes, was ich da zustandegebracht habe, und ich fürchte, daß Richard enttäuscht ist...

Was im Krankenhaus noch passierte: An einem Nachmittag, als ich noch allein im Zimmer lag, nicht abgelenkt (vom Mädchen noch nichts wußte), da kam's plötzlich über mich. Alle Bedenken, alles Negative, was ich erfolgreich sieben Monate (und länger) verdrängt hatte und – nachdem es mit der Schwangerschaft geklappt hatte – auch nicht ins Bewußtsein mehr lassen konnte. Ich spürte etwas wie: ‹Um Himmels willen, ich will ja gar kein Kind.› Es war nicht etwa so, daß ich depressiv geworden wäre, sondern vielmehr so, daß die einseitige Glorifizierung, das satte Ichbinschwangerätsch, ich krieg, was ich will, jetzt habe ich alles, was mir wichtig ist im Leben, ich bin doch eine Frau, also all dieses Nurpositive war weg und machte dem Nurnegativen Platz. Ich war ganz zerdeppert und hab zugeguckt, wie mich das Entsetzen vor meiner ‹Tat› erfüllte und das ‹Wiekonnteichbloßsodämlichsein›. Vor meinem geistigen Auge sind manifest die Schwierigkeiten aufmarschiert, und ich hab zugeschaut wie bei einer Truppenparade, das ganze Kriegszeug, das einen erschauern läßt, weil man weiß, wofür es eigentlich bestimmt ist. Dann, nach ein paar Stunden, wurde ich wieder ‹nüchtern› und habe mich gefragt, ob ich das Kind wirklich verlieren will. Und dann habe ich versucht, einen Pakt zu schließen mit dem Kleinen in mir, aber da kam nichts zurück, so wie wenn es signalisieren wollte, das mußt du selbst wissen und machen. Und ich hab meinem Uterus ‹befohlen›, ruhig zu sein. Dann hatte ich Angst, daß ich mich vor lauter Bemühen verkrampfe und mir Streß mache, oder daß irgendwo ganz hinten im Unbewußten doch noch die Mörderin lauert und sich von mir nichts befehlen läßt und ich machtlos dagegen bin. – Am nächsten Morgen ging es mir besser, ich fühlte mich wieder integriert, und ich glaube, daß ich verstanden hatte, was los war. Ich hatte das Gefühl, es wird alles gut, und diese Krise war notwendig. Es ist ein Jammer, daß man so ein psychisches Erlebnis im allgemeinen niemandem mitteilen kann. Ich habe übrigens oft an Sie gedacht und mich über Ihre Stimme am Telefon gefreut... dem Himmel sei Dank für meine funktionelle Sterilität, wir hätten sonst nie miteinander arbeiten können.»

In diesem Brief zeigt Anne, daß sie nun in der Lage ist, einen Dialog mit ihrem Körper herzustellen. Sie verknüpft ihren Körper mit ihrer Seele, teilt ihm etwas mit, befragt und beruhigt ihn. Nach dem Gespräch mit ihrem Körper hat sie beides – Seele und Körper – wieder integriert und die Krise überwunden. Diese Fähigkeit hat sie in der analytischen Arbeit gelernt. Als dritte Person habe ich ihr einen äußeren Raum zum Sprechen zur Verfügung gestellt und sie in diesen Dialog zwischen ihrem Körper und ihrer Seele eingeführt. Dann hat sie durch die Psychotherapie einen Raum in sich hineinnehmen können, mit dessen Hilfe sie nun diese Aufgabe allein bewältigen kann, und der zu einem Phantasie-, Erzähl- und Spielraum werden konnte. Diesen inneren Raum kann sie nun ihrem Kind zur Verfügung stellen. Wie die Schöne Lau aus Mörikes gleichnamiger Geschichte hat sie für sich die Kette von Denken, Danken und Gedenken gefunden. Wie Anne in ihrem Dialog feststellt, ist das Leben keineswegs leichter oder glücklicher für sie geworden, seitdem sie werdende Mutter ist. Aber das Denken an ihre Beziehungen macht sie froh und freier, und sie kämpft für ihre neue Verpflichtung.

Sie kann jetzt nicht nur in Konkurrenz mit mir treten als Frau unter anderen Frauen, was ihre Mutter nie aushalten konnte, sondern sie kann mir auch viel geben: Briefe, freundliche Worte, gute analytische Gedanken. Jetzt beginnt sie, ihr Frauenleben zu genießen.

So schreibt sie mir in mehreren Briefen kurz vor ihrer Entbindung: «Ich erlebe eine harmonische Zeit, die nur leicht gestört ist durch langsam aufkeimende Befürchtungen, ‹wie wird das nur nachts werden›, oder ‹o Gott, ich werde überhaupt nicht mehr allein sein›. Also Befürchtungen, die ich als Stinknormalängste bei Ihnen gar nicht erwähnt habe und auch bei mir wenig aufkommen ließ nach dem Motto, ich muß mich noch ganz schnell um meine Neurotizismen kümmern, und da hat der normale, reale Scheiß keinen Platz... Richard ist heiter und zärtlich und springt auf, wenn mir was runterfällt. Gestern abend haben wir ‹drei› bis elf Uhr im Garten gesessen bzw. gelegen, haben den Fledermäusen zugeschaut, politisiert, gelästert und über Richards Politikerparodien Tränen gelacht. Artiger- und einsichtigerweise habe ich keine Fachliteratur besorgt, um mir noch in letzter Sekunde die richtige Erziehung reinzuziehen. Dafür werde ich mir nächste Woche die Zeit nehmen, mit meiner co-schwangeren Freundin ein gynäko-ehe-erziehungs-kinder-still-und-wickel-Gespräch zu führen, worauf wir uns beide freuen und diverse Männer und Kinder fortschicken werden. Nachts ist es nicht so lustig, die richtige Lage stimmt nur kurze Zeit, und dann beginnt wieder eine Umschichtung, wobei es nicht nur mir behaglich sein muß, sondern auch eine kleine Mademoiselle ihre Wünsche zum Ausdruck bringt.»

«Hier ist alles eitel Wonne... Meine Nichten waren einige Tage auf Ferien hier und es ging besser als von mir erwartet. Aber es hat auch einige Dinge aktualisiert – werde ich mich auffressen lassen? Und vor allem das schwer beherrschbare Gefühl, von Kindern Bescheidenheit zu erwarten – also zwei konträre Regungen. Ich kann's mir einfach noch nicht so richtig vorstellen. Vielleicht habe ich doch mehr Angst, als ich zugeben will. Ich behelfe mich mit den üblichen Rationalisierungen: Andere kriegen auch Kinder und erziehen die, und ganz so schlecht werd ich's auch nicht machen. Übrigens geht die Versorgung meiner Mutter klaglos. Also sie hilft gut mit, keine Spur von Querulanz oder Konkurrenz. Und dann sagte sie neulich: ‹Na ja, jetzt bin ich halt auf Platz 3 nach dem Richard und dem Butzele – und das ist auch nicht schlecht›, und war dann ganz zufrieden. Ich denke, sie hat die Änderung akzeptiert, als sie merkte, daß sie jetzt eine andere Stelle hat, die neu definiert ist, aber nicht im Keller. Sie hat seit einigen Monaten keinen Mucks mehr zu meiner Haushaltsführung gesagt und mir nur dann einen Rat gegeben, wenn ich was wissen wollte. Es ist mir aber schon klar, daß das nicht einfach so bleiben wird, wenn die Kleine erst da ist, aber ich fühle mich einfach viel fester und energischer, und das merkt sie auch.»

«Der letzte ‹schwangere Brief›! Am Sonntag war ich stinksauer auf Richard und hab sogar mit Gegenständen um mich geschmissen. Stellen Sie sich bloß mal vor, ich hab das Haus in Ordnung gebracht, Treppen gewischt, Betten bezogen, Fenster sauber, Bad blitzend, und bin so am Aufatmen und Entspannen, da fängt der Typ an, total umzuräumen mit allen Schikanen, Bücherschrank von diesem in ein anderes Zimmer, alle Bücher auf dem Fußboden, Teppich raus usw. Ich konnt's nicht fassen, diese Schweinerei ohne Vorankündigung, aus heiterem Himmel. Das steigerte sich, bis ich nur noch heulen konnte. Wir haben uns dann nicht ausgesprochen, sondern ich hab mehrere schwere Alben auf den Boden geknallt, daß das Haus nur so wackelte. Und er hat mich später wortlos in den Arm genommen. Als er dann den Flur wieder aufgeräumt hatte, sozusagen den Pfad freimachte, den die Hebamme bis ins Schlafzimmer gehen wird, wenn sie mich nach der Entlassung nachbetreut, war ich wieder gefaßt. Im übrigen stellte sich dann heraus, daß er deshalb die Entbindung hinter sich haben will, weil er eine höllische Angst vor einem behinderten Kind hat und endlich Bescheid wissen will... Ich werde Sie anrufen, wenn es losgeht. Hoffentlich sind Sie noch zu Hause und nicht im Urlaub, als psychoanalytische Mutter und Großmutter haben Sie gefälligst nur an mich zu denken und sich – ein bißchen – Sorge zu machen!!»

Als sie in den Kreißsaal fährt, ruft sie mich an. Sie möchte sich vergewissern, ob sie sich in dieser wichtigen Stunde auf mich verlassen kann und ich sie in Gedanken begleite. Ich freue mich über ihren Anruf und natürlich über die komplikationslose Geburt ihrer Tochter Constanze, die schon mit der dritten Preßwehe geboren wird.

Zehn Tage später erhalte ich einen Brief mit dem Absender von Constanze S.:

«Über Ihren wunderschönen Blumenstrauß zu meiner Ankunft habe ich mich riesig gefreut – meine Eltern nicht minder. Wir kennen uns zwar nicht persönlich, aber ich habe durch die Bauchdecke doch einiges mitgekriegt. Ich muß schon sagen – Sie haben mir vieles erleichtert! Lassen Sie mich also kurz von meinem Dasein berichten: Die Geburt ging ganz schnell, wie Ihnen meine Mama berichtet hat. (Nur daß sie gräßlich geschrien hat – na ja.) Dann hat sie mich bei sich behalten und in der Nacht habe ich den Geburtsstreß ganz schnell überwunden und hab mich geborgen gefühlt (soll das Urvertrauen eminent fördern!!). Dann sind wir am Morgen heimgedüst, und ich hab meine Heimstätte und die Omi kennengelernt. Seit dem Tag hab ich mich gut eingelebt. Nachts schlaf ich im Bett meiner Eltern, damit meine Mama nur die Brust auszupacken braucht. Milchtrinken ist das Allerschönste, dann kommt Wickeln und Baden. Meine Mama hat so viel Milch, daß ich meistens mit den ersten Schlucken zuviel kriege und sie mir an den Bäckchen runterrinnt. Wenn mich meine Mama nur sieht, tropft sie schon links und rechts. Schreien muß ich kaum, ich hab halt alles, was ich brauch (bis auf das eine Mal, wo die Mama Blumenkohl gegessen hat). Ich darf trinken, wann und soviel ich mag. Der Haushalt ist gut in Schuß und alle sind lieb zu mir. Meine Mama wirkt gelassen und ruhig auf mich, hantiert mit so viel Sicherheit, daß sie von der Hebamme gefragt wurde, ob sie beruflich mit Kindern zu tun habe (was meiner Mama nur so runterging). Unter uns gesagt, sie scheint an Selbstvertrauen gewonnen zu haben. Und nun zu meinem Papa: Der ist total verliebt in mich und kusselt mich ab. Und dann kitzelt sein Bart, und ich muß lachen (das tu ich wirklich, obwohl meine Eltern versichern, daß das nur zufälliges Grimmassieren sei – weil mein soziales Lächeln erst später dran sei!). Dann hat er plötzlich entdeckt, daß ich ein Grübchen am Steißbein habe = Sakralgrübchen, und das hat er auch und sein Papa auch, und außerdem hab ich seine spitze Nase geerbt, seine Ohren und Augen – kurz, er ist ganz weg von mir (und wohl auch unheimlich erleichtert, daß ich gesund bin). Der Kinderarzt hat gesagt: ‹Die kann so bleiben.› Meine Omi hingegen findet, daß ich ein besonders hübsches Kind bin und sagenhaft brav und überhaupt viel lieber als seinerzeit meine Mami. Zur Omi werde ich gelegt, wenn meine Mama die Hände frei haben muß. Sonst kümmere ich mich um nichts anderes, mein Bäuerlein ist mir näher als meine Zukunft. Heute nachmittag machen meine Mama und ich ein Mittagsschläflein, aus dem wir beide mit roten Schlafbäckchen wieder auftauchen. Sie sehen, mein Dasein ist wie die Farbe dieses rosa Papiers! Von meiner Mama soll ich die liebsten Grüße ausrichten, und daß sie an Sie denkt. Ich glaube, sie wird riesig stolz sein, mich Ihnen vorzuführen. Wir wünschen Ihnen noch einen schönen Urlaub und grüßen herzlich, im Auftrag Constanze S.»

Anne schreibt für ihre Tochter; vielleicht schreibt auch das Kind in ihr. Das Glück, sich nicht voneinander getrennt zu fühlen, blitzt auf.

Nach zweimonatiger Pause kommt Anne einmal wöchentlich zu mir; manchmal bringt sie ihre Tochter mit. So können wir wenigstens einen losen Kontakt aufrechterhalten. Im nächsten Jahr will Anne versuchen, ihre Stunden bei mir wieder zu intensivieren. Jetzt, im Alter von einem Jahr, schläft ihre Tochter nachts noch nicht durch und hat eine leichte Neurodermitis entwickelt, worüber Anne sehr unglücklich ist. Hatte sie doch den Anspruch, alles so viel richtiger und besser zu machen als ihre eigene Mutter, und muß nun doch feststellen, daß sie das Problem der Abhängigkeit noch nicht gründlich genug abgearbeitet hat. Es besteht die Gefahr, daß sie die Abhängigkeit, die sie mit ihrer Mutter endlich gelöst hat, nun auf die Tochter verschiebt. Wir können verstehen, daß sie ihre Tochter festzuhalten und an sich zu binden versucht, weil sie so große Angst hat, wieder allein zu bleiben. Doch sie bemüht sich darum, Constanze nun langsam abzustillen. Denn ihre Tochter ist jetzt in einem Alter, in welchem sie sich von ihrer Mutter trennen, eine eigene Welt erobern und in Besitz nehmen möchte. Anne hilft ihrer Tochter nun, ein sogenanntes Übergangsobjekt – ein Kissen, ein Tüchlein, ein Stofftier – zu finden, das die reale Mutterbrust ersetzt. Dieses bietet ähnliche Funktionen von Schutz, Wärme und Konstanz wie einst die Brust, wird aber vom Kind quasi selbst erschaffen.

Sobald Anne zu dieser inneren Einsicht gefunden hat, normalisiert sich die Haut des Kindes wieder rasch. Dies mag ein Hinweis sein, daß es sich gegen eine zu festhaltende Mutter, die sein Freiheitsbegehren nicht genügend unterstützt, sozusagen an seiner äußeren Begrenzung zur Welt, der Haut, wehrt. Auch Anne, die als Jugendliche eine übermäßige Schweißproduktion der Haut hatte, hat dieses Organ, wie nun ihre Tochter, als Signal von Beziehungsstörungen benutzt.

Annes Beziehung zu Richard ist viel offener und spontaner geworden. Es ist ihr sogar gelungen, sich dem Intimleben auch ohne Kontrolle zu überlassen.

Wie sah Annes innerer Weg aus und wohin hat er geführt? Zum einen hat sie sich bemüht, das transgenerationelle Problem auszuräumen, zum anderen ihre eigene seelische Entwicklung voranzutreiben. Beim ersten kam ihr die eigene Schwangerschaft zugute. In der Nacht nach dem positiven Schwangerschaftstest erschoß sie in einem Traum ihren Großvater, Mutters Stiefvater, «in Notwehr», weil er sie sexuell bedrohte (88. Stunde). Sie läßt ihn, wie später auch ihre Mutter, symbolisch sterben, um Raum für neues Leben zu gewinnen. Für drei Frauengenerationen hat sie den seelischen Balast abgetragen.

In ihrer eigenen Entwicklung gelang es ihr, zwischen sich und ihrer Mutter eine Grenze zu ziehen. Dadurch konnte sie sich von der phantasierten Schuld am Tod der Geschwister sowie an der Besitznahme des Vaters und infolgedessen an der körperlichen Zerstörung ihrer Mutter absetzen. Vielleicht war es ihrer Mutter Wunsch gewesen, Anne von ihrem Vater fernzuhalten, weil sie ihre Tochter für sich allein haben wollte. Es ist eine glückliche Fügung, daß Annes Mutter die neue Rolle, die diese für sie fand, annahm und Kraft zur Änderung zeigte. Für Annes seelische Geburt war es nötig, daß der Haß in der psychoanalytischen Beziehung ausgesprochen werden konnte, denn versteckter Haß und Schuld hielten sie in der Symbiose mit der Mutter fest. Die Therapie, die leider zu früh unterbrochen wurde, hat ihr geholfen, innerlich stärker, eindeutiger und weniger lustfeindlich zu sein.

Kinderlosigkeit ist kein Schicksal

Anregungen aus der therapeutischen Praxis

«Nichts Organisches hat keinen Sinn, nichts Psychisches hat keinen Leib.»

Viktor von Weizsäcker

Kommen wir von der vaterlosen zur kinderlosen Gesellschaft? Immer mehr Frauen bekommen immer weniger Kinder, immer weniger Frauen werden Mütter. Für die steigende ungewollte Kinderlosigkeit gibt es unterschiedliche Ursachen. Medizinische, biologische, soziale, ökonomische und seelische Faktoren können eine Rolle spielen.

Germaine Greer *, die englische Soziologin, weist warnend auf zwei Fehleinschätzungen in unserer heutigen Zeit hin. Trotz aufsehenerregender Erfolge bei der extrakorporalen Befruchtung werde man sich unserer Generation nicht als einer erinnern, der es gelungen sei, die Unfruchtbarkeit aufzuheben, sondern als einer Generation der Massensterilisationen in aller Welt – also gewollter Unfruchtbarkeit. Des weiteren zeigt sie auf, daß die ungewollte Unfruchtbarkeit keineswegs nur ein Problem der

* Germaine Greer: Die heimliche Kastration. Berlin, Wien: Ullstein Verlag, 1985.

Industrienationen ist – im Gegenteil. Einige Teile der Eingeborenenbevölkerung von Afrika, Amerika oder Asien haben eine um ein Mehrfaches höhere Unfruchtbarkeitsrate als die westlichen Industrienationen. Greers Statistiken belegen das zum Teil unaufhaltsame Aussterben etlicher Völkerstämme. Als Ursache hierfür nennt sie Faktoren in der frühen Kindheit, wie etwa Unterernährung, Schwerarbeit und Krankheit, und dort vor allem eitrige Beckenentzündungen oder Geschlechtskrankheiten. Hinzu kommen die schlechte Gesundheit der Mutter und die hohe Säuglingssterblichkeit. Bei den westlichen Industrienationen beschreibt sie folgende Ursachen für die Beeinträchtigung der Fruchtbarkeit: «Diverse begründete Eingriffe in den Bauchregionen einschließlich Blinddarmoperation in der Kindheit, eine oder mehrere induzierte oder spontane, legale oder illegale Schwangerschaftsunterbrechungen, ein oder zwei Kürettagen, ein paar Infektionskrankheiten und die Einführung, Ausstoßung oder Entfernung eines IUP (Spirale). Zu den Folgen dieser eher weniger bemerkenswerten Vorkommnisse müßte man die des Alkoholkonsums, Rauchens, der radioaktiven Strahlung und Arzneimitteleinnahme sowie des Stresses und der psychologischen Verkraftung des Älterwerdens auf die Fruchtbarkeit der Frauen – die, eingebettet in ihre kulturelle Umwelt, die Zeit, zu der sie schwanger werden, hinausschieben möchten – hinzuzählen, so daß man dann ein vollständiges Bild der am häufigsten anzutreffenden Art der Unfruchtbarkeitmachung gewinnt, aufgrund der die enttäuschten Frauen sich veranlaßt sehen, ihre Ärzte in der industrialisierten Welt zu bedrängen. Das Fortpflanzungspotential liegt bei den Frauen in den hochentwickelten Industrienationen weit höher als bei ihren Schwestern in den ärmeren Ländern. Aufgrund der besseren Ernährung und Hygiene werden sie früher fortpflanzungsfähig und bleiben – wenn die oben erwähnten Syndrome nicht zum Zuge kommen – auch länger fruchtbar.»

Während in den unterentwickelten Ländern die Kinderlosigkeit das Leben einer Frau oft in unerträglicher Weise beeinflußt, erniedrigt, oft genug sogar zerstört, haben in unserer westlichen Welt Kinder nicht mehr die sozio-ökonomische Funktion als Erben, und auch die Elternschaft genießt keine besonderen Privilegien. Angesichts dieses Elends in der Dritten Welt bezeichnet Greer die Menschen aus den Industrienationen, die sich trotz sozialer Sicherheit und Anerkennung sowie des immensen Therapieangebots nicht mit ihrer Kinderlosigkeit abfinden können, als neurotisch.

Diese Aussage von Greer bedeutet natürlich nicht, daß man ihnen nicht adäquat helfen könnte. Allerdings wäre es sinnvoll, von vornherein die Ursachen angemessen zu behandeln und nicht zuerst die Folgeerscheinungen. Die medizinischen Fruchtbarkeitstechniken, die in weniger als zehn Prozent zum Erfolg führen, sind natürlich eine unzureichende Antwort auf das seelische Leid der ungewollt kinderlosen Frauen.

Als Psychotherapeutin beschäftige ich mich hier nur mit den seelischen, den psychosomatischen Aspekten von Fruchtbarkeitsstörungen. Bei einer leichten seelischen Hemmung oder bei oberflächlichen Ängsten mag bereits ein Besuch beim Frauenarzt oder ein intensiverer Austausch mit dem Partner ausreichend sein. Liegt ein abgegrenzter, leicht faßbarer seelischer Konflikt vor, kann ein offenes Gespräch mit Angehörigen oder Freunden oder eine kurze psychotherapeutische Beratung genügen. Handelt es sich jedoch bei der Frau um eine frühe Traumatisierung oder einen tiefliegenden Konflikt, so wird man sie erst in einer Psychoanalyse oder intensiven Psychotherapie auf das Kind wirklich vorbereiten können.

Die Psychoanalytikerin Marie Langer * vertritt in ihrem interessanten, bereits vor fast vierzig Jahren geschriebenen Buch die These, daß Frauen nicht mehr an den typischen neurotischen Krankheiten leiden wie um die Jahrhundertwende, weil sie inzwischen größere sexuelle und soziale Freiheiten haben. Statt dessen leiden sie heute an psychosomatischen Störungen der Fortpflanzungsfunktionen, da sie in ihrer Rolle und Funktion als Mutter eingeschränkt werden. Ferner zeigt sie in fünf psychoanalytischen Fallgeschichten von sterilen Frauen, daß Angst vor Strafe und Schuldgefühle bei diesen eine Befruchtung verhindert haben. Sie findet drei Ursachen von Verschulden, dessen sich die sterile Frau unbewußt anklagt. Diese sind der Haß auf die schwangere oder gebärfähige Mutter, der Wunsch, das verwöhnte Kind zu bleiben, sowie die unbewußte erotische Fixierung an diese. Die dadurch erzeugten Schuldgefühle – so meint sie – stehen dem Erwachsenwerden im Wege und verhindern, daß eine solche Frau Mutter wird. Bei den geschilderten fünf Patientinnen konnten diese Konflikte in einer Psychotherapie oder Psychoanalyse bewußt gemacht und durchgearbeitet werden. Sie alle wurden schwanger und brachten Kinder zur Welt.

Meine eigenen Befunde und Vermutungen über die seelischen Ursachen von Unfruchtbarkeit schließe ich hier an. Bei der psychosomatischen Sterilität handelt es sich

* Marie Langer: Mutterschaft und Sexus. Freiburg i. Br.: Kore Verlag, 1988.

eigentlich um eine persönliche Lebensfrage. Die Unfähigkeit, ein Kind zu bekommen, ist ein Symptom, das zwischen Körper und Seele, zwischen Mann und Frau und zwischen der inneren und der äußeren Welt angesiedelt ist. Dieses Symptom kann sich an verschiedenen Orten und unterschiedlichen Ebenen der Psychopathologie und der intrapsychischen Entwicklung etablieren. Es zeigt sich bei den entsprechenden seelischen Störungen in vielfältiger Ausgestaltung. Folglich gibt es immer nur eine individuelle Konfliktkonstellation und darum nur eine individuelle Auflösung des Symptoms der Unfruchtbarkeit.

Unfruchtbarkeit ist meiner Erfahrung nach häufig ein transgenerationelles Problem. Das bedeutet, die Ursache der Störung liegt bereits in der vorhergehenden Generation. Solche Frauen haben ein Erbe empfangen, das ohne spezielle therapeutische Hilfe die Weitergabe von Leben verhindert. Man darf also den Blick nicht allein auf den anwesenden Patienten richten, sondern muß die innere und äußere Situation, unter der jemand geboren wurde, genau beachten. Für das Verständnis der Ursache einer Sterilität sind also die jeweiligen Geschichten der Eltern und vielleicht sogar Großeltern sowie die äußere Familienrealität schon vor Zeugung und Geburt mit zu berücksichtigen. Oftmals sind die betroffenen Frauen als Kinder nicht um ihrer selbst willen geboren worden, sondern als ein Objekt ihrer Mutter, quasi zu deren Gebrauch. Die Mutter benötigte dieses Kind für ihr eigenes Gleichgewicht. Sie ließ es zur Welt kommen, ohne ihm sein eigenes Selbst zuzugestehen. Das bedeutet, daß diese Kinder etwas tun mußten, um geliebt zu werden. Sie können nicht einfach sein, wie sie sind. Die Unfruchtbarkeit der zu Frauen Herangewachsenen könnte also darauf beruhen, daß sie spüren: Niemand nimmt sie als eigenständige Personen mit eigenen Rechten und Bedürfnissen wahr. Anscheinend möchten solche Frauen zunächst herausfinden, was sie selbst wirklich wollen, bevor sie ein eigenes Kind zur Welt bringen. Wenn ein Kind zu bekommen ausschließlich dazu dient, seiner Mutter eine Freude zu machen, so ist das nicht Anreiz genug, Leben zu schenken, denn dieses hieße: Nicht nur sich selbst, sondern ein anderes Leben zu lieben, bereit sein zu spielen und des anderen Entwicklung nicht zu behindern.

Dank der jahrzehntelangen Beobachtungen und wissenschaftlichen Auswertungen von Margaret Mahler* wissen wir heute, daß die biologische und psychische Geburt eines Menschenkindes zeitlich nicht zusammenfallen: «Die erste ist ein dramatisches, beobachtbares und genau umrissenes Ereignis, die zweite ein sich langsam entfaltender intrapsychischer Prozeß.» Die psychische Geburt des Individuums bezeichnet sie als Loslösungs- und Individuationsprozeß. Dieser nimmt im allgemeinen drei Lebensjahre in Anspruch und setzt sich aus mehreren Subphasen von Trennung und Wiederannäherung zusammen. Erst danach kann das Kind das Gefühl des Getrenntseins, seine Verbundenheit mit der realen Welt sowie die sichere Bindung zu einem Liebesobjckt erleben und integrieren. Bei den unfruchtbaren Frauen konnte sich entweder die Loslösungs- oder die Wiederannäherungsphase nicht störungsfrei abspielen, weil sie die psychische Geburt zu einem selbständigen Individuum nicht abgeschlossen ha-

* Margaret S. Mahler, Ferd Pine, Anni Bergmann: Die psychische Geburt des Menschen. Frankfurt am Main, S. Fischer Verlag, 1978.

ben. Sie bleiben innerlich an die eigene Mutter gebunden, unabhängig davon, ob mit oder ohne reale Kontakte zu ihr.

Oftmals mußten diese Frauen als Kind ihrer eigenen Mutter zur Heilung von Depressionen, als Ersatz für gestorbene Geschwister oder als Muttterersatz für nachfolgende Kinder dienen. Als Kinder schon müssen sie also Retter sein und sind in dieser Rolle völlig überfordert. Um der Mutter und deren Wünschen gerecht zu werden, benötigen sie ihre ganze seelische Energie, die sie eigentlich für das eigene Wachstum dringend brauchten. So werden sie sehr früh mit der Hilflosigkeit ihrer eigenen Eltern konfrontiert, und es geht ihnen ein wichtiger Teil der primären Mütterlichkeit ihrer eigenen Mutter verloren, nämlich daß diese ihr Kind in seiner Hilflosigkeit akzeptiert. Die Kinder, die eigentlich Hilflosen, müssen rettende Funktionen für ihre hilflosen Eltern ausüben. So wird ein basales Vertrauen in das Leben und die Welt unterentwickelt bleiben, desgleichen fehlt die Möglichkeit, sich ein wenig in der Illusion von allmächtigen, vertrauensvollen Eltern zu sonnen, die allen Kindern so gut tut. In extremen Fällen empfangen die Kinder eine doppelsinnige Botschaft von ihren Eltern, wie etwa: «Wir lieben dich, aber wir können uns nicht richtig um dich kümmern. Wir wollen ein Kind, doch eigentlich haben wir keinen richtigen Platz dafür und sind auch überfordert. Wir sind bereit, einem Kind alles zu geben, hoffen aber gleichzeitig, daß dieses Kind uns unterstützt und seinerseits gibt.» Wie werden diese Kinder dann mit solchen Informationen fertig? Als Abwehr, also um sich seelisch vor dieser Verwirrung zu schützen, hören sie einfach auf zu denken und beginnen, sich im konkreten Handeln auszudrücken. Damit scheint das Denken zunächst überflüssig zu sein. Das Tun liefert ihnen eine Richtschnur und schützt gleichzeitig vor Verwirrung und Ängsten. Das Nachdenken dagegen hätte sie in unlösbare Widersprüche verstrickt und sie gelähmt. Dieser Drang nach Orientierung am Faktischen zieht sich wie ein roter Faden durch das Leben dieser Frauen und durch die ganze Sterilitätstherapie.

Ein weiterer entwicklungshemmender Faktor ist die äußere oder innere Abwesenheit des Vaters. Durch seine Schwäche, durch Krankheit, Sucht, Überforderung oder Desinteresse, aber auch durch Inzest, Schlagen des Kindes und dessen seelischen Mißbrauch wird er bisweilen selbst zu einer traumatisierenden Figur. Oftmals ist er auch wegen seiner Schwäche nicht in der Lage, seiner Tochter als Liebesobjekt zur Verfügung zu stehen oder einer dominierenden Mutter Grenzen zu setzen.

Wenn Frauen, die unter solchen Bedingungen aufgewachsen sind, Mutter werden wollen, tauchen Erinnerungen an die eigene Kindheit und die Eltern wieder auf. Überwunden geglaubte Abhängigkeiten, Verletzungen und Ängste können wieder aufflammen und andere gesunde Anteile und sorgsam gepflegte Interessen zurückdrängen. Auch benötigen diese Frauen – im Wiederholungszwang – häufig ein Kind für die Linderung ihrer seelischen Schmerzen, die Abnabelung von der eigenen Mutter oder als Bestätigung, vollwertig, vollständig und gut zu sein – also gleichsam für den Abschluß ihrer eigenen psychischen Geburt. Damit reichen sie das ihnen von ihren Eltern auferlegte transgenerationelle Problem wiederum an die nächste Generation weiter.

Solche ungelösten inneren Abhängigkeiten verhindern notwendige Trennungen, durch die allein neues Leben erst einen Platz finden kann. Dieser Loslösungsprozeß geschieht nicht ohne äußere und innere Kämpfe, nicht ohne Anstrengungen und Trauer. Doch werden im allgemeinen die Schmerzen, welche Entwicklung und Reifung kosten, für die Entdeckung neuer Räume in Kauf genommen.

In meinen Überlegungen habe ich bisher meist nur die Unfruchtbarkeit im allgemeinen berücksichtigt, ohne zu differenzieren, ob es sich um eine organische oder funktionelle Störung handelt. Die Ärzte bemühen sich um eine sehr genaue Einordnung in körperliche und funktionell-psychosomatische Ursachen bei Mann und Frau. Die jeweiligen Häufigkeitsangaben wechseln allerdings stark, je nachdem, ob man etwa eine leichte Hormonstörung oder eine vorübergehende Einschränkung der Samenmenge als rein organischen Befund interpretiert. Dabei ist heute bekannt, daß die hormonell bedingten Störungen in der Fruchtbarkeit als Ausdruck des ganzen Menschen zu werten sind. So wird in einer Untersuchungsgruppe von über 2300 Paaren mit Kinderwunsch der psychosomatische Anteil mit ca. 30 Prozent angegeben. Bei über 61 Prozent der Paare, bei denen eine Schwangerschaft eintrat, lag eine funktionelle Unfruchtbarkeit vor, das heißt, diese Patienten haben eine bessere Chance zur Behebung ihrer Sterilität als solche mit eindeutig körperlichen Störungen. Ein weiterer Befund verdient Interesse: Die Hälfte aller eingetretenen Schwangerschaften geschah spontan, oft nach einem Urlaub oder längeren Behandlungspausen, aber nicht als Ergebnis einer medizinischen Therapiemethode. Zudem trat ein Viertel der Schwangerschaften nach rein diagnostischen Maßnahmen ein, was ebenfalls an einen Placeboeffekt denken läßt. Nur ein Viertel der Schwangerschaften war also auf medizinisch-therapeutische Einwirkungen zurückzuführen.* So sprechen diese Zahlen dafür, daß Fruchtbarkeit letztlich keine Sache der Wissenschaft ist.

Die Auswertung der Briefe, die ratsuchende Frauen mir geschrieben haben, deuten in die gleiche Richtung. Nur knapp 2 Prozent der Paare hatten einen eindeutig körperlich krankhaften Befund, der bis auf einen Fall ausschließlich bei den Männern diagnostiziert wurde. 58 Prozent der Briefschreiberinnen waren organisch völlig gesund, bei 24 von ihnen oder ihren Partnern lag eine leichte körperliche Störung vor (Hormonabweichungen, leichte Endometriose oder leicht verminderte Spermienzahl), die ich als funktionell einstufe, 16 Prozent der Frauen hatten schon geboren und wünschten sich ein weiteres Kind. Fast ein Drittel der letztgenannten Mütter hatten ein Kind verloren. Auffallend rasch wollten sie nach dem Tod ihrer Kinder wieder ein Kind haben – meistens sofort. In diesem Zusammenhang machte ich eine wichtige Beobachtung. Keine von ihnen hatte nach einer Totgeburt erneut geboren. Ihre lebenden Kinder waren bereits vor der Totgeburt zur Welt gekommen. Dieses Ergebnis deute ich als den Ausdruck extremer Hilflosigkeit einem schweren Schicksalsschlag gegenüber. Die so betroffenen Frauen ließen sich also keinerlei Zeit für ihr notwendiges und berechtigtes Leiden sowie die wichtige Trauer um den Kindesverlust.

Alle Paare jedoch, ob gesund oder mit organischer Störung, erhielten nach eigenen Angaben die gleiche medizinische Therapie, bis hin zu Inseminationen oder gar Retortenbefruchtungen. Doch der Kinderwunsch blieb, häufig

* M. Stauber: Psychosomatik der sterilen Ehe. Berlin: Grosse-Verlag, 1988.

trotz medizinischer Behebung der organischen Störungen, weiterhin unerfüllt. Immerhin hält der Frauenarzt nur bei knapp 4 Prozent unserer Briefschreiberinnen die Unfruchtbarkeit für organisch bedingt, bei 16 Prozent nimmt er psychische Ursachen an. In etwa 7 Prozent der Fälle ist der Arzt ratlos. Dagegen sind sich Dreiviertel aller Frauen, die sich über Ursachen Gedanken machen, sicher, daß ihre Kinderlosigkeit seelisch bedingt ist. Aus diesen Zahlen schließe ich, daß auch für die Frauenärzte die Einteilung in organische oder seelische Ursachen mittlerweile unwichtiger geworden ist. Das Paar selbst sollte sich nicht unbedingt einer Kategorie zuordnen; es wäre sinnvoll, sich allgemein als ein Paar mit eingeschränkter Fruchtbarkeit zu verstehen. Sich als ein Paar mit verminderter Chance auf leibliche Nachkommen zu sehen, bedeutet, sich nicht mehr allein und allzu lange auf medizinische Heilmethoden zu verlassen, zudem diese ohnehin ja nur zu einer Schwangerschaft führen können, wenn die seelischen Bedingungen dieses Paares es zulassen. Es ist schwer nachvollziehbar, daß gesunde Paare sich den Strapazen einer In-vitro-Fertilisation unterziehen. Denn nach einer Untersuchung des Berliner Gynäkologen Heribert Kentenich geben 65 Prozent dieser Patientinnen an, das Verfahren der Retortenbefruchtung sei eine große seelische Belastung für sie gewesen. Frauen, die anschließend geboren hatten, bewerteten erstaunlicherweise diese Behandlung in gleichem Maße negativ wie jene, die kinderlos geblieben waren.*

* H. Kentenich et al.: Psychosomatische Begleitung der IVF-Paare, Erfahrungen und Ergebnisse in: P. Kemeter und F. Lehmann: Psychosomatik der Infertilität. Berlin, Heidelberg, New York, London, Paris, Tokio, Hongkong: Springer-Verlag, 1989.

Unsere Briefschreiberinnen waren durchschnittlich 30,5 Jahre alt, ihre Ehemänner fast 35 Jahre. Ihr Kinderwunsch dauerte von fünf Monaten bis zu sechzehn Jahren an, durchschnittlich viereinhalb Jahre. Diese lange Zeit zeugt von vielen, allzu vielen kummervollen Jahren. Fehlgeburten kamen häufiger vor als Abtreibungen; auch hier also war ein Verlusterlebnis vorangegangen.

Über ihre Partnerschaft äußerten sich 55 Prozent der Briefschreiberinnen, 37 Prozent bezeichnen sie als gut und 8 Prozent als normal. Von denen, die das Vertrauen hatten, mir über ihre Sexualität zu berichten, wird sie dreimal so häufig als schlecht geschildert (16 Prozent zu 5 Prozent). 35 Prozent der Frauen berichten über die Beziehung zu ihrem Arzt. Von ihnen wechselten 35 Prozent mehrfach den Frauenarzt; nur 2 Prozent gaben an, stets beim gleichen Arzt geblieben zu sein. Die Zahl der mit ihrem Arzt unzufriedenen Frauen ist dreimal so hoch wie die der zufriedenen in der Arzt-Patienten-Beziehung. Ungefähr 30 Prozent schreiben mir über ihre Kindheit; knapp ein Viertel von ihnen berichtet über negative Erlebnisse während dieser Zeit. Folgender Befund fiel mir besonders auf: 40 Prozent der Frauen schätzten sich selbst in ihren Briefen als depressiv ein und weitere 13 Prozent berichten über ein ausgesprochenes Stimmungstief während der Menstruation. Also über die Hälfte der Frauen fühlt sich niedergeschlagen – ein hoher Anteil! Mehr als 10 Prozent schreiben spontan über Ängste in bezug auf ihren Kinderwunsch und fast 13 Prozent leiden noch an etlichen psychosomatischen Störungen (unter anderem Migräne, Verstopfung, Schwindel, Magen-Darm-Beschwerden, Schweißausbrüchen, Erröten, Zittern oder Atemnot). Wir fanden in den Briefen bei knapp 20 Prozent der Frauen Ansätze, ihre

Kinderlosigkeit zu bewältigen. Hierzu zählen wir das feste Vorhaben, sich einer Psychotherapie zu unterziehen oder deren Beginn. Auch zeigten sie Bereitschaft zur Mitarbeit in einer Selbsthilfegruppe, zu ausführlichen Gesprächen über ihre Probleme mit Freunden oder Bekannten, zu einer intensiven Beschäftigung und zum Nachdenken über die Situation der Kinderlosigkeit, oft mit schriftlichen Aufzeichnungen, zu intensiver Suche nach Alternativmöglichkeiten, Yoga oder autogenem Training, zu Änderungen der beruflichen Situation, zu sinnvollen Ablenkungen durch Haustiere oder Hobbies, zum Entschluß und zur Aufnahme von Pflegekindern, zu konkreten Gedanken, die medizinische Sterilitätsbehandlung abzubrechen und schließlich, die Temperaturkurve abzuschaffen. Außerdem haben 1,3 Prozent ein Kind adoptiert und 4,6 Prozent einen entsprechenden Antrag gestellt. Zusammengefaßt haben also fast ein Viertel der Briefschreiberinnen Bewältigungsmaßnahmen gefunden oder zeigten Ansätze dazu, ein erfreulich hoher Anteil! 17 Prozent von ihnen schrieben mir zwei oder mehrere Briefe. Dies ist aber nur ein Viertel von denen, die ich zu einem erneuten Brief ermutigt hatte.

Viele Frauen berichteten uns von der Kette unangenehmer medizinischer Therapien, die nicht nur sie, sondern ihr ganzes Beziehungsnetz, insbesondere auch den Ehepartner, belastet hat. In den Briefen gaben einige Frauen an, 10 Retortenbefruchtungen, 26 Gametentransfers* oder 60 Inseminationen bekommen zu haben. Aus anderer Quelle

* Gebräuchliche Abkürzung: GIFT (englisch: gamete intrafallopian transfer): Befruchtungstechnik, bei der Eizelle und Samenzelle gemeinsam in die Eileiter eingespült werden.

habe ich von einer Frau gehört, die 150 Inseminationen hinter sich hatte. So schließt sich der Kreis. Seelische Hilflosigkeit kann zu Kinderlosigkeit führen, diese wiederum führt zu Hilflosigkeit oder verstärkt sie, was in der Folge dazu führt, daß medizinische Abhängigkeitsverhältnisse eingegangen werden. Dieses verhängnisvolle Wechselspiel von Hilflosigkeit und Kinderlosigkeit könnte durchbrochen werden, wenn die intensive medizinische Sterilitätsbehandlung beendet, wenn die Situation von eingeschränkter Fruchtbarkeit akzeptiert, nach neuen Wegen gesucht oder eine psychotherapeutische Behandlung begonnen würde.

Auch die Psychotherapie ist weder eine rasche noch eine sichere Methode, zu einem Kind zu kommen. Man sollte sich hüten vor dem Enthusiasmus eines Therapeuten, der rasche Erfolge liebt. Die Psychotherapie ist jedoch eine gute Hilfe für den, der sprechen, denken und fühlen will. Denn hier geht es primär nicht um die Aufhebung eines Symptoms. Vielmehr hilft der Therapeut der Patientin, ihre innere Welt kennenzulernen und die Auswirkungen frühkindlicher Verletzungen gemeinsam zu durchleben, so daß diese ihre eigene innere Wahrheit entdecken kann. Er stößt sie zu seelischer Reifung an, um sie freier, stärker und erlebnisfähiger zu machen. Die Beziehung zum Partner der Patientin ist stets zu beachten, denn es geht ja um eine befriedigende und fruchtbare Beziehung zwischen beiden.

Zwei einfache Anregungen seien hier formuliert, wie sie sich mir aus der Sicht meiner psychotherapeutischen Arbeit als sinnvoll ergeben haben.

Die erste: Eine Begrenzung der Sterilitätsbehandlung auf höchstens drei Jahre erscheint empfehlenswert.

In Kanada gibt es eine Klinik, die jede Form der Sterilitätsbehandlung bereits auf ein Jahr begrenzt hat. Auch in Deutschland ist inzwischen eine Begrenzung der von den Krankenkassen finanzierten Methoden zur Fruchtbarkeitsbehandlung gesetzlich festgeschrieben. Neben den erheblichen seelischen Belastungen langer Therapiephasen beinhalten sie auch körperliche Risiken. So können intensive Hormonbehandlungen nicht nur zu vermehrten Mehrlingsgeburten und Zystenbildungen des Ovars, sondern auch zu einer raschen Erschöpfung der Eierstöcke und somit zu vorzeitigen Wechseljahren führen. Gehäufte Inseminationen mit Spendersamen können durch Viren bedingte Veränderungen des Muttermundes hervorrufen. Eingehende Studien über die Auswirkungen langer Sterilitätsbehandlungen und Fruchtbarkeitstechniken auf die gezeugten Kinder stehen noch aus.

Auf jeden Fall sollten die Pausen zwischen den einzelnen therapeutischen Maßnahmen lang genug sein. Auch rate ich dazu, ständige Kontrollen durch monate- und jahrelang geführte Temperaturkurven abzuschaffen, wenn sie nicht für eine besondere Diagnostik notwendig sind. Viele Frauen spüren ihren Eisprung ohnehin, und die Natur hat es schon so eingerichtet, daß die sexuelle Lust zu diesem Zeitpunkt gesteigert ist. Das Temperaturmessen war ursprünglich als Methode der Empfängnisverhütung eingeführt worden. Die Befruchtung hingegen ist ein Ereignis, das sich am ehesten in einem entspannten Milieu vollzieht.

Meine zweite Anregung lautet: Getan werden soll, was den Lebenden nützt. Und zwar zunächst uns selbst, dann dem Partner und schließlich den bereits lebenden, körperlich und seelisch bedürftigen Kindern.

Das Kinderwunsch-Syndrom blockiert die Möglichkeit,

Freude am Leben auch ohne Kinder zu empfinden. Es gibt konstruktivere Möglichkeiten, als sich verzweifelt und voller Schuldgefühle zurückzuziehen. Auch ohne Kinder wartet das Leben darauf, gestaltet zu werden. Deshalb ist es im allgemeinen auch nicht sinnvoll, wenn Frauen ihren Beruf, an dem sie Freude haben, im voraus schon für ein geplantes Kind aufgeben. Andererseits sollte ein Kind auch nicht Mittel zum Zweck sein, um etwa einem ungeliebten Beruf endlich zu entfliehen. Beides erhöht den «Befruchtungsdruck». Seelische Arbeit ist gefordert, ein Leben auch ohne leibliche Nachkommen anzunehmen und auf die Illusion zu verzichten, daß Kinder der Garant für ein erfülltes und sinnvolles Leben sein könnten. Von den häufig zum Scheitern verurteilten erhöhten Anforderungen der Eltern an ein Kind, dem man schon vor seinem Erscheinen so viele Lebensjahre geopfert hat, handeln bereits mehrere Bücher.

Als zweites stellt sich die Frage, was dem Partner nützt. Die in den Briefen an mich häufig geschilderte unbefriedigende Partnerbeziehung sehe ich als Alarmzeichen für einen depressiven Zusammenbruch. Mehrere Frauen ließen durchblicken, daß sie den Wünschen und Bedürfnissen ihres Partners nicht mehr gerecht werden. Oftmals sind ihnen die Ehemänner – ihre eigentlich wichtigsten konstanten Bezugspersonen – zu inneren Feinden geworden. Doch gerade in einer kinderlosen Ehe muß verstärkt Energie in die Partnerbeziehung investiert werden. Denn natürlich bringen Kinder neben aller Arbeit auch lustvolle, schöne Aspekte, innere Befriedigung und viele direkte Kontakte für beide Partner mit sich. Diese muß das kinderlose Paar sich nunmehr selber schaffen. Ist eine Partnerschaft jahrelang auf etwas fehlendes Drittes ausgerichtet, so hat das Kind möglicherweise nur Alibifunktion für eine unglückliche Zweisamkeit. Eine Situation von gegenseitiger Ausbeutung und Betrug kann sich entwickeln, an deren Ende beide Opfer und Verlierer zugleich sind.

Getan werden muß, was den Lebenden nützt. Es sind so viele Kinder auf der Welt, die an körperlichem und seelischem Mangel leiden. Warum sollte man unbedingt auf ein leibliches Kind warten, wenn so viele andere Kinder und Mitmenschen dazu einladen, umsorgt und geliebt zu werden? Ich denke hier nicht nur an Adoptiv- und Pflegekinder, sondern auch an kinderreiche Familien und Nachbarschaftshilfe. Wie viele Frauen wären glücklich, sie würden von Zeit zu Zeit von ihren Kindern entlastet werden, und wie viele Kinderlose machen gern Erfahrungen mit Kindern, die ihnen sonst verschlossen blieben. Oft haben Außenstehende für die Bedürfnisse eines Kindes mehr Geduld, Verständnis und auch Zeit als dessen überlastete Eltern. Eine meiner Patientinnen fand zu einer kreativen Lösung ihrer Kinderlosigkeit: Sie nahm Studenten bei sich auf, die sie jetzt nahezu mütterlich versorgt. Eine Briefschreiberin, die sich in ihrer zweiten Ehe dringend ein Kind wünschte, versorgt statt dessen ihr inzwischen unehelich geborenes Enkelkind.

In der Bibel können wir eine Geschichte von einer spontanen Überantwortung und Adoption lesen, die zeigt, wie mitmenschliche Sorge Leid mindert. Sie ereignet sich, nachdem Jesus ans Kreuz geschlagen wurde: «Da nun Jesus seine Mutter sah und den Jünger dabeistehen, den er lieb hatte, spricht er zu seiner Mutter: Weib, siehe, das ist dein Sohn! Danach spricht er zu dem Jünger: Siehe, das ist deine Mutter! Und von der Stunde an nahm sie den Jünger zu sich!» (Johannes Kapitel 19, Vers 26 – 27)

Obwohl es in unserer heutigen Gesellschaft keinen eindeutigen Konsens über den kulturellen Wert und die Bedeutung von Kindern gibt, neigen viele Zeitgenossen dazu, die Kinderlosigkeit mit Egoismus, Schlechtsein und Minderwertigkeit gleichzusetzen. Auf der einen Seite werden staatliche Programme entworfen, um sämtliche Kosten zur Behebung von Unfruchtbarkeit zu übernehmen und finanzielle Unterstützung werdender oder junger Mütter zu sichern. Zum anderen kennt jeder die Wohnungsnot kinderreicher Familien, die gesellschaftliche Isolation junger Mütter und die oft abwertende Einschätzung der Nur-Hausfrau und Mutter. Ungewollt kinderlose Paare neigen zu einer durch die Unfruchtbarkeit reduzierten Sichtweise ihres Lebens, und zwar von einem gesunden Menschen zu einem abhängigen Patienten, von einem schicksalshaften Ereignis zu einer Krankheit, von einem ganzen Menschen zu einer Befruchtungsmaschine, ferner dazu, in einem leib-seelischen Vorgang ein technisches Problem, in einem neuen Leben eine neue Anschaffung, in einem sozialen Ereignis einen individuellen kränkenden Defekt zu sehen, sowie die sinnlich-geistige Erfüllung einer Liebesbeziehung zum Verlust der eigenen Kontrolle über die Körperfunktionen abzuwerten. Das ist viel! Gleichzeitig – und dies erscheint paradox – geschieht eine Ausweitung der Störung, und zwar von einem Befruchtungshindernis zum Negieren von Sexualtrieb und Lust, von einer verweigerten Empfängnis zur Verweigerung allgemein mitmenschlichen Austausches, zu einsamem sprachlosem Leid.

Die Mehrzahl von Frauen betrachtet Familienleben samt Mutterrolle und den Berufsbereich als entgegengesetzte, sich ausschließende Konstellationen, wie eine Studie ergab.* So wählen wohl nicht wenige Frauen zunächst die Kinderlosigkeit in der Hoffnung, diesen Widerspruch möglicherweise in einem späteren Lebensalter zu lösen. Vielleicht bleibt dann auch die Kinderlosigkeit als Ausdruck dieser Ambivalenz sowie der Abnahme der Gebärfähigkeit bestehen.

Eine Frau schreibt mir: «Eigentlich hätte es damals ja fast gepaßt, doch ich war mir sehr unsicher: Unser Urlaub war schon fest geplant, unser Jahr verplant, und irgendwie wollte ich den Plan einhalten. Also entschied ich mich zum zweiten Mal gegen ein Kind – für einen Schwangerschaftsabbruch. Nun werde ich älter, die Zeituhr tickt, mein Wunsch wird zur fixen Idee.» (Carmen S.)

Wer alles kontrollieren will, unterliegt dem Wiederholungszwang, sogar dem Todestrieb. Wissenschaftler sprechen heute von dem geordneten Chaos als einem Zeichen von Gesundheit und Stabilität. Ihnen zufolge könnte Ordnung ein Krankheitszeichen sein, was durchaus mit der psychoanalytischen Theorie vereinbar ist. Denn ein nach der Temperaturkurve sorgfältig eingerichtetes Leben ist ein Zeichen von seelischer Einengung. Die meisten Kinder – so zeigt eine Erhebung – werden nicht zu dem von ihren Eltern geplanten Zeitpunkt geboren.** Die Kontrolle bleibt also eine Illusion, und ihr Versagen verursacht immer neue schmerzhafte Verletzungen.

In diesem Buch habe ich von Frauen berichtet, denen ein sehr wichtiger Wunsch in ihrem Leben, dem nach leibli-

* Navi-Herz, Rosemarie: Kinderlose Ehen. Weinheim und München, Juventa Verlag: 1988.

** Poettgen, Herwig: Die ungewollte Schwangerschaft. Köln-Lövenich: Deutscher Ärzte-Verlag, 1982.

chen Nachkommen, bisher unerfüllt blieb. Aufzeigen wollte ich, daß bei Unfruchtbarkeit im allgemeinen nicht der blinde Zufall oder ein unerklärliches Schicksal verantwortlich ist. Durch die Darstellung der Lebens- und Leidensgeschichten ungewollt kinderloser Frauen hoffe ich, ihnen einen Anstoß zum Nachdenken über sich selbst gegeben zu haben. Dieses Denken – nicht das depressive Grübeln – ist in vielfacher Weise heilsam: Es gibt der Betroffenen ihre Aktivität zurück, es erlöst sie aus ihrer passiven Opferrolle, es macht sie erneut zur Gestalterin ihres Lebens, zur Expertin ihrer Welt und soll ihr wieder das Gespräch, den verlorengegangenen Dialog, den befruchtenden mitmenschlichen Austausch eröffnen. Ungewollt Kinderlose opfern ihr Leben oft einem falsch geplanten Leben. Dies Buch soll mein Plädoyer für das eigene Leben sein.

Rückschau

Wie wir wissen, beschränkt sich die Aufzucht von Kindern nicht auf körperlich-biologische Aufgaben. Die volle biologische Funktionsfähigkeit der Fortpflanzungsorgane ist auch nur die Voraussetzung für die werdende Mutter, den Lebenskeim in ihrem Innersten zu bejahen und anzunehmen. Die Empfängnis, das Einnisten und Wachsen des Embryos sind individuelle menschliche Akte. Vom Augenblick der Konzeption an unterliegt das Lebewesen Einflüssen, die sein Dasein und seine Entfaltung fördern oder behindern, wenn nicht gar verhindern. Fruchtbarkeit bedeutet Werden und Gewährenlassen. Der ganze mütterliche Körper muß das neue Leben tragen, ja ertragen. Fruchtbarkeit ist der Schnittpunkt von Leben und Tod. Beide sind im Gebärakt real und symbolisch gegenwärtig. Der Augenblick der Entbindung birgt Gefahren für das mütterliche und kindliche Leben. Mit der Geburt der neuen Generation wird der Mensch sich seines Alters und seiner Endlichkeit bewußt. Die Zukunft gehört von nun an den Kindern, deren Leben natürlich ebenfalls begrenzt ist.

Bei unfruchtbaren Frauen ist oft eine Todesnähe spürbar, die nichts mit diesem allgemeinen Prinzip der Verbundenheit von Leben und Tod zu tun hat. Sie, die Leben hervorbringen wollen, beschäftigen sich bewußt oder unbewußt mit Tod und Todesphantasien. Zu früh für ihr noch unreifes Ich sind sie mit körperlichem oder seelischem Tod in Berührung gekommen.

Meine therapeutische Begegnung mit Rosina ist ein besonders eindrucksvolles und anschauliches Erlebnis einer vorgeburtlichen Traumatisierung. Eine hübsche, blühende junge Frau, die von ihrer Geschlechtsreife an nur selten eine Monatsblutung hat, sucht mich in meiner Sprechstunde auf, weil sie trotz intensiver medizinischer Behandlung nicht schwanger wird. Mehreren Gynäkologen gelingt es trotz höchster Hormongaben nicht einmal, bei ihr einen Eisprung auszulösen. Sie selbst ist ratlos, weil sie ihren Mann liebt und sich keiner Probleme bewußt ist. Auf gezieltes Nachfragen erfahre ich die dramatischen Umstände aus der Zeit vor ihrer Geburt. Ihr leiblicher Vater, Sohn eines reichen Bauern von der Alb, verliebt sich in ihre mittellose Mutter. Viele Jahre warten beide vergeblich auf die Erlaubnis zu heiraten. Schließlich zeugen sie ein Kind, um die Zustimmung zur Ehe zu erzwingen. Als der Bruder von Rosinas Vater von dieser Schwangerschaft erfährt, spricht er Morddrohungen gegen die Frau und ihr Kind aus. Sein Vater aber willigt in die Heirat ein, und das Aufgebot wird bestellt. Wenige Tage später stürzt Rosinas Vater vom Heuboden und bricht sich das Genick. Mord, so vermutet Rosina. Ihre Mutter erleidet einen Nervenzusammenbruch, schreit Tag und Nacht und läuft zum

Friedhof, um ihren toten Geliebten mit warmer Kleidung zu versorgen, da ein kalter Winter herrscht. Fünf Monate später wird Rosina geboren. Die Mutter lebt weiterhin in Angst um ihr Leben und das ihrer Tochter, heiratet rasch einen anderen Mann, um wegzukommen. Sie vernichtet alle Erinnerungsstücke. Obwohl Rosina mit ihrer Mutter öfters das Grab ihres Vaters besucht, erfährt sie ihre wahre Lebensgeschichte erst mit zwölf Jahren, als sie ihre Mutter genau befragt. Mit ihrem Stiefvater und einem Halbbruder lebt sie in guter Gemeinschaft. Dennoch verharrt Rosina in ihrem Innersten in einer Lebensverweigerung aufgrund ihres grausamen vorgeburtlichen Schicksals. Die Ankündigung ihrer Geburt war für beide Eltern eine große Bedrohung und brachte ihrem Vater den Tod. Ein eigenes Kind würde Rosina, ihrer unbewußten Phantasie entsprechend, dem Wiederholungszwang des unbewußten Es, ebenfalls tödlich bedrohen. In der Aktualität geht es also zunächst um sie und ihren Mann. Des weiteren will sie wohl ihrem Vater, an dessen Tod sie sich schuldig fühlt, symbolisch immer wieder das Leben retten, indem sie verhindert, daß ein eigenes Kind und damit ein Stück von ihr geboren wird. Solange sie aber nur die frühe Traumatisierung durch den Tod des Vaters und die Qualen der Mutter verhindern will, bleibt ihr Leben erschöpfend und eingeengt.

Rosinas Traum in der Nacht nach dem ersten Gespräch mit mir drückt ihren Wunsch nach Rettung aus: Sie befindet sich in einem Irrgarten zusammen mit einer Frau, die kurz vor der Entbindung steht. Trotz verzweifeltem Suchen nach der laut schreienden Gebärenden kann sie diese nicht finden. Ihre ängstliche Erregung weicht in dem Augenblick einer Entspannung, in dem sie erkennt, daß sie selbst diese Patientin ist.

Dieser Traum verknüpft Rosinas Lebensgeschichte mit ihrer aktuellen Situation. Er stellt ihre vor der Entbindung irre gewordenen schreienden Mutter (Irrgarten) dar, die für Rosina so verletzend war. Von Beruf Krankenschwester, will sie nun nicht länger für jene sorgen. Indem sie sich selbst als Patientin, als Leidende, wahrnimmt, öffnet sie sich einem Kontakt zu anderen und Hilfe von mir. Damit drückt sie ihre Hoffnung aus, durch einfühlsame Begleitung nicht dem gleichen Irresein ausgesetzt zu werden wie einst ihre Mutter.

Rosinas Geschichte zeigt exemplarisch, daß solche Kinder schon früh mit einem unauflösbaren Widerspruch in Berührung gekommen sein müssen. Fruchtbarwerden ist ein transgenerationelles Geschehen. Störfelder der einen Generation können als Unfruchtbarkeit in der folgenden sichtbar werden. Auf der Suche nach ihren möglichen individuellen Ursachen richte ich also gemeinsam mit der betroffenen Frau mein Augenmerk besonders auf die Zeit ihrer eigenen Geburt. Sind Todesphantasien schon während dieser Zeit vorhanden – entweder im Familienmythos oder im Inneren der Mutter, gerade auf das eben erwartete Kind gerichtet, so stellt diese Geburt natürlich kein freudiges Ereignis dar, welches das Kind als Erwachsener für sein Kind wiederholen müßte. Ängste vor Katastrophen, Überforderung, Verlust oder gar Tod lauern wie als Erinnerungen in diesen Todesphantasien.

Aus vielfältigen Gründen kann eine Frau die Geburt ihres Kindes als schrecklich, ja katastrophal erleben: sei es, daß sie kein Kind mehr wollte, sein Geschlecht unerwünscht ist, daß die Geburt schmerzhaft oder gefährlich verläuft oder ihre Energien begrenzt sind. Je nach der Intensität der mütterlichen Gefühle und ihrer Vermittlung an das Neugeborene werden sich im Kind primäre Schuldgefühle einnisten, längst bevor es ein Bewußtsein und eine gefestigte Ich-Struktur entwickelt hat. Leben zu schenken wird von nun an unbewußt mit einer Katastrophe verknüpft. Auch ein großer Neid der eigenen Mutter kann sich für die Tochter in dieser Weise katastrophal auswirken. Die Mutter, die ihr Kind selbst nicht gewollt hat, gönnt ihrer Tochter nicht das ersehnte Kind, mit dem diese glücklich werden möchte. Unfruchtbarkeit kann unter diesen Umständen die Verinnerlichung, also die Introjektion einer Mutterfigur in das eigene Selbst bedeuten, die ihrer Tochter nicht die Erlaubnis gibt, schwanger zu werden. Solche Kinder können sich also mit diesem lebensverweigernden Aspekt ihrer Mutter identifizieren. Aufgrund dieser Erkenntnisse gewinnt die unbewußte Ambivalenz einem Kind gegenüber eine tiefere, lebensverhindernde Bedeutung. Diese Frauen töten etwas in sich selbst. Jede Menstruation kann die unbewußte Phantasie hervorrufen, ein Kind getötet zu haben.

Hinter dieser Verweigerung, ein Kind zur Welt zu bringen, verbirgt sich ein großer ethischer Anspruch einer solchen Frau an sich selbst. Sie möchte ihr Kind unbewußt vor dem schützen, was sie selbst erlebt und erlitten hat. In sich trägt sie also ein strenges moralisches Gesetz im Sinne des Philosophen Kant. Dieses Dilemma kann die bisher «unfruchtbare» Frau nur dann überwinden, wenn es ihr gelingt, einen inneren Dialog zwischen der ethischen Dimension und den lebensverweigernden Aspekten ihrer Mutter in sich herzustellen. Denn die Aufrechterhaltung und die Kontrolle des für sie Unentscheidbaren erfordern einen hohen Aufwand an psychischer Energie. Ist die kreative Energie einer Frau solchermaßen gebunden, steht sie einer Schwangerschaft auch nicht zur Verfügung. Wie die allgemeine Erfahrung zeigt, kann ein Kind sich einstellen, wenn die betreffende Frau eine klare Entscheidung getroffen hat, die ihre Energien freisetzt.

Die Freisetzung kreativer psychischer Energie wird bei der heutigen Anwendungsform der Reproduktionstechnologien eher verhindert als gefördert. Eine unheilige Allianz bildet die Technik mit jenen Frauen, bei denen ein starker funktioneller oder Roboterteil in ihrer Persönlichkeit vorhanden ist. Darunter verstehe ich den Bereich eines Menschen, in welchem Triebe in Funktionen umgewandelt und von den Gefühlen abgespalten sind. In diesem funktionellen Teil herrschen praktische Nutzbarkeit und sichtbarer Erfolg. Nehmen sie ganz von der Persönlichkeit Besitz, verfälschen sie die Lebensziele und vernichten die Lebensfreude. Meine Patientin Vera nannte dieses Geschehen «einem Götzen dienen», was bedeutet, am Selbst und den eigentlichen Bedürfnissen vorbeizuleben. Dieser «Götze» stellt eine funktionelle mütterliche Welt dar, die das Kind durch das Fehlen von Einfühlung und menschlichen Reaktionen zutiefst ängstigt und verunsichert. Mit der jahrelangen Anwendung von technischen Fortpflanzungsmethoden wiederholt Vera für sich das frühkindliche Trauma einer entmenschlichten Kinderwelt.

Als Kind wird Vera in ein zeitlich streng organisiertes Leben eingepaßt. Sie stammt von einem Bauernhof, auf dem ihre Mutter das Regiment führte und die Kühe wichtiger waren als die Kinder, jedenfalls solange die Kühe genug Milch hergaben. Sie wurden künstlich besamt. Kam der Tierarzt mit dem Besamungsröhrchen, war die Mutter entspannt und beruhigt. Als Vera sich während ihrer Analyse bei mir an diese Atmosphäre erinnert, versteht sie plötzlich ihre Euphorie, mit der sie sich jahrelang künstlichen Befruchtungsversuchen unterzogen hatte. Jetzt wird ihr klar, warum sie trotz erfolglosen Sterilitätsbehandlungen bereit, ja froh war, weiterzumachen, also noch nicht schwanger geworden zu sein, weil ihr Achtung und Zuwendung der Ärzte so angenehm waren. Ebenso wie ihre Mutter der Biologie und der Sexualität mißtrauisch und ablehnend gegenübersteht, erscheint es auch Vera besser, ihren «ekeligen Körper» abzustellen und sich sauberen technischen Methoden anzuvertrauen. Obwohl sie nur eine geringe Chance auf eine spontane Schwangerschaft hat, tritt diese während ihrer Psychoanalyse ein. Heute kann sie nicht mehr verstehen, wie sie den technischen, leblosen und kalten Methoden zutrauen konnte, Leben hervorzurufen.

Anhand eines ihrer Träume zeige ich Veras Roboterteil und seine Überwindung auf. Der Traum, den sie schon während ihrer Schwangerschaft träumt, spielt in ihrem Elternhaus. Es gibt dort zwei Beschäftigte, die aber keine individuellen Menschen sind, sondern große Schränke, Männer wie Roboter. Sie schmiedeten ein Komplott und versenkten den Vater nachts im Brunnen. Am folgenden Morgen sucht ihn die Familie und findet ihn wie tot in weißer Unterwäsche im Brunnen liegend, von klarem Wasser bedeckt. Jemand holt ihn heraus, er lebt noch. Man wirft die Angestellten aus dem Haus. Im Traum geht Vera nachts schlafen, aber ihr fällt ein, daß man vergessen hat, den beiden ihren Hausschlüssel abzunehmen. Da hört sie auch schon Geräusche und sieht ein Licht von Taschenlampen. Beruhigt will sie weiterschlafen, als sie sich plötzlich von eiskalten Händen an der Schulter unter den Armen gepackt und aus dem Bett gezerrt fühlt. Voller Panik schreit sie laut auf und erwacht vom eigenen Schrei, ebenso erwacht ihr Mann neben ihr. Sofort nach ihrem erschreckten Aufschrei fürchtet sie, sie habe das Kind vielleicht aus seinem wohligen Schlaf gerissen, und sie legt die Hand auf ihren Bauch, um es zu beruhigen. Ihr Mann streckt ebenfalls seine Hand zu ihr herüber, um sie zu trösten. Es ist eine Kette von Händen, denkt sie plötzlich befriedigt und schläft rasch wieder beruhigt ein.

In diesem Traum erkennen wir das frühmorgendliche Fütterungsritual wieder, nach welchem sie vor den Kühen versorgt wurde. Vormittags und nachmittags ließ die Mutter sie mehrere Stunden allein, während sie ihrer Arbeit auf dem Hof nachging. Der Vater sei wohl in den Brunnen gesteckt worden, weil er noch die meisten menschlichen Gefühle habe. Durch ihre Schwangerschaft und ihre Psychoanalyse kann sie die uneinfühlsamen, eiskalten Stahlhände ihrer Kindheit in eine mitfühlende menschliche Händekette umwandeln.

Die Roboterwelt wird aufgehoben, wenn die Frau ihren weiblichen Unterleib wieder in ihre menschliche Welt einbinden kann und ihn nicht mehr als Fortpflanzungsapparat von ihrer Gefühlswelt abspaltet. Die Störung kann sie nur in sich selbst und nicht in einem Kind beheben.

Fast zwei Jahre sind vergangen, seit ich die Geschichte dieser Frauen niedergeschrieben habe. Zu meiner großen Freude ist es gelungen, den Dialog zwischen ihnen und mir weiterzuführen, uns alle zum Nachdenken anzuregen und durch Austausch und Kontakt eine bessere Einsicht und ein tieferes Verständnis für Störungen in der Fruchtbarkeit zu gewinnen. Viele Frauen haben mir spontan nach der Lektüre meines Buches geschrieben – sei es, daß sie sich einfach bedanken oder über sich selbst schreiben wollen, oder weil sie noch Fragen an mich hatten. Die große Resonanz hat mich darin bestärkt, meine Ideen und Erfahrungen weiterzuentwickeln.

Die meisten schreiben, daß sie dieses Buch «verschlungen» oder in einem Zug durchgelesen haben. Vielen war es wichtig, sich im Text wiederzuerkennen, Parallelen zu entdecken oder sich verstanden zu fühlen: «Vielen Dank für Ihren Kriminalroman über mein eigenes Leben. Mit geradezu gefesseltem Interesse habe ich Ihr Buch gelesen.» Eine andere schrieb: «Schon beim Titel war mir klar, daß ich das bin, daß meine Seele wohl nein sagt, und ich fand mich in jedem Kapitel neu. Ich habe mich das erste Mal richtig verstanden gefühlt – und ausgerechnet von einem Buch!» Eine dritte: «Innerhalb von zwei Tagen habe ich Ihr Buch gelesen. Da ich eine langsame Leserin bin, können Sie daran erkennen, wie groß die Motivation und Identifikation mit dem Inhalt bei mir war.» Eine weitere Briefschreiberin gestand: «Man könnte meinen, ich hätte erst Ihr Buch gelesen und dann meine Symptome entwickelt.» Wieder andere fühlten sich betroffen, empfanden das Buch wie eine Wohltat, die ihnen die Augen öffnete, ihnen Mut machte oder sie aus der Isolierung holte: «Endlich weiß ich, daß ich nicht allein bin.» Oder: «Jetzt, da ich Briefe von betroffenen Frauen gelesen habe, weiß ich, daß ich nicht verrückt bin, denn einige dieser Briefe hätte ich genauso schreiben können.» Eine Frau schrieb: «‹Wenn die Seele nein sagt› hat mir Mut gemacht, mich endlich zu all den Gefühlen zu bekennen, die Ihr Buch mir wie ein Spiegel vor Augen hält.» Eine Leserin fühlte sich motiviert, «daß auch ich Seelenarbeit leisten muß, um mich zu befreien». Ein mich besonders beeindruckender Brief kam aus Düsseldorf: «Von einem Aha-Erlebnis ins andere hat mich Ihr Buch gestürzt. Ich habe es fast in einem Rutsch durchgelesen und finde es sehr gelungen. Am Abend las ich nochmals intensiv in Ihrem Buch, und vor dem Einschlafen wünschte ich mir eine Antwort oder Botschaft zum unerfüllten Wunsch nach einem Kind. Meinen folgenden Traum möchte ich Ihnen gerne mitteilen...» Diese Briefschreiberin ist inzwischen schwanger.

Zwei Frauen konnten durch das Buch dazu angestoßen werden – wenn auch auf unterschiedliche Weise –, seelische Arbeit zu leisten. Sie brachten inzwischen ein Kind zur Welt. Carola stellt sich ihren wirklichen Gefühlen und übernimmt die Verantwortung für sich selbst. Der zweite von mehreren Briefen, die sie mir auf mein Buch hin schickt, beginnt folgendermaßen: «Gleich nachdem ich Ihnen geschrieben habe und mir damit die Möglichkeit gab, mich zu öffnen, wurde ich schwanger. Durch Ihr Buch wurde mir damals nämlich schlagartig klar, daß ich jegliche Sterilitätsbehandlung beim Arzt ablehnen werde. Ich wollte auf einmal eine Reise nach innen zu mir wagen und begann, meinen Ärger und meine angestaute Wut erstmals rauszulassen. Ich begann alles zu tun, was ich mir vorher verboten hatte, wie Motorradfahren, weil ich bis dahin gedacht hatte, es könnte einer möglichen Schwangerschaft schaden. Dann ließ ich meinen Ärger und meine angestaute Wut erstmals raus. Ich raste wie wild durch den Wald, boxte herum, schimpfte laut vor mich hin und spürte so richtig meine ganze Kraft. Viele einsame Bergtouren folgten, bei denen ich meinen ganzen Frust rausschwitzen konnte.»

Rebekka hat mehr intellektuelle Arbeit geleistet: «Danke für Ihr Buch, das mir sehr geholfen hat, Zusammenhänge über mich zu begreifen. Da ich aber immer irgendwo steckenbleibe, schreibe ich Ihnen diesen Brief. Ich entdeckte so viele Parallelen, daß ich nun die Ursache meiner Kinderlosigkeit auch im seelischen Bereich sehen kann.» Nachdem sie mir auf vielen Seiten ihre Familiengeschichte bis hin zu ihrer Großmutter und deren tragisches Schicksal darlegte, sind ihre Schlußworte an mich: «Die Temperaturkurve habe ich nun weggeschmissen. Das war eine Befreiung. Heute nacht träumte ich, daß ich eine gesunde Tochter bekommen habe. Sie war ein Riesenbaby.» Zehn Monate später erreicht mich ihr zweiter Brief, in welchem sie mir die Geburt ihres Sohnes mitteilt: «Endlich schaffte ich es, das Leidenwollen nicht mehr nötig zu haben. Es wurde mir klar, wie gut es mir auch ohne Kind geht, und ich akzeptierte, daß ich eben kein Kind habe. Ich nahm eine gute berufliche Stelle an und befreite mich damit von dem Zwang, ein Kind haben zu müssen. 14 Tage vor Arbeitsbeginn stellte ich meine Schwangerschaft fest, die nur deswegen kommen konnte, weil ich endlich frei dafür war. Das Schönste jedoch ist, daß ich durch die ganzen inneren Prozesse wieder zu meinem Mann gefunden habe. Das erste Mal in meinem Leben war ich glücklich. Ich habe viel gelesen, dachte viel über unsere Familie nach. Nun fühle ich mich sicherer und kann mich gut entspannen. Ich hoffe, daß es noch mehr Frauen gelingt, das Glück zu finden, das eigentlich nicht darin besteht, das Baby zu bekommen, sondern in der Bereitschaft, mit dem Leiden aufhören zu wollen.»

Der Wunsch der betroffenen Frauen, von mir etwas über sich selbst zu erfahren sowie mein eigenes Begehren, die psychosomatischen Zusammenhänge der Unfruchtbarkeit besser zu verstehen, führten zu einem regen Briefwechsel. Das Briefeschreiben enthüllte sich unvermutet als eine wirksame Form von Psychotherapie, die ich Brieftherapie nennen möchte. Auf die therapeutische Wirkung des Briefeschreibens wurde ich erst durch die Frauen aufmerksam, indem ich Zeuge davon wurde, wie sie dieses Schreiben für sich selbst wirksam nutzen konnten. Sie machten ihren Brief zu einem Ort von seelisch-körperlicher Veränderung. Sie befreiten sich damit von einem großen inneren Druck, entspannten sich, dachten nach, erinnerten sich, stellten Zusammenhänge her und ersannen die Hypothesen ihres Symptoms. Sie ließen Gefühle zu, die sie erschütterten. Für sie war es ein wichtiger Schritt, das zu Papier zu bringen, was schmerzt, kränkt und isoliert. Je geheimer es gehalten wurde, um so heftiger und schmachvoller wurde dies empfunden. Aus Wissensdurst auf beiden Seiten entwickelte sich Verstehen, Vertrauen, die Möglichkeit zu helfen und manchmal sogar zu heilen. Gesundung von Leiden und Leid solcher Frauen kann in der Geburt eines erwünschten Kindes liegen. Unter Heilung im weitesten Sinne verstehe ich hier das Aufheben der selbstauferlegten Einengungen und das Wiederfinden von kreativer Lebensfreude, damit die betreffende Frau sich dem unfruchtbaren Umgang mit sich selbst und den anderen entziehen kann.

Amerikanische Forscher* konnten kürzlich beweisen, daß bereits die bloße Niederschrift traumatisierender schmerzhafter Erlebnisse mehrere Faktoren des Immun-

* James W. Pennebaker, Janice K. Kiecolt-Glaser und Ronald Glaser: «Disclosure of Traumas and Immune Function: Health Implications for Psychotherapy».
Journal of Consulting and Clinical Psychology 1988, Vol. 56, No. 2, 239–245.

systems positiv beeinflußt, also die Abwehrkraft eindeutig stärkt. Das Schreiben führt außerdem zu spürbarem Wohlbefinden und selteneren Arztbesuchen. Die Hemmung oder das aktive Zurückhalten von Gedanken, Gefühlen oder Handlungen bedeutet nach Ansicht dieser Forscher körperliche Arbeit und kann bei längerer Dauer eine Krankheit auslösen. Den größten Heilungseffekt fand man bei denjenigen, die bisher völlig Verschwiegenes niedergeschrieben hatten. Die Wissenschaftler empfehlen aufgrund dieser Befunde das Niederschreiben schmerzhafter Erlebnisse als wirksame, vorbeugende Behandlungsmethode besonders für solche Menschen, die sich nie einer Therapie unterziehen würden. Sie sehen aber auch Nachteile dieser Methode gegenüber dem therapeutischen Gespräch. Hier fehlt nämlich der Austausch mit einem Außenstehenden, dessen Unterstützung und kompetente Hilfe. Diese Nachteile entfallen aber bei unserer Brieftherapie. Denn vielen Frauen war beim Briefeschreiben das Bewußtsein wichtig, ein reagierendes Gegenüber zu haben, das sich ihren Sorgen verstehend öffnet, eine Antwort gibt und wirksame Bewältigungsmöglichkeiten aufzeigt. Außerdem kann die Briefschreiberin stets nach ihren eigenen Bedürfnissen die für sie gültige Nähe oder Distanz selbst bestimmen. Somit vereint die Brieftherapie die wirksamen Prinzipien zweier Therapieformen, des Schreibens und des Gesprächs.

Ein Beispiel aus meiner Arbeit zeigt dies deutlich: Eine Briefschreiberin fragt mich telefonisch, ob ich ihren kürzlich geschriebenen Brief schon beantwortet habe. Als ich verneine, erklärt sie mir, dies sei jetzt nicht mehr nötig, da die heterologe Insemination im darauffolgenden Zyklus nach 25 vergeblichen Inseminationen zu einer Schwangerschaft geführt habe. Inzwischen hat sie ein gesundes Kind zur Welt gebracht.

Ungefähr 50 Prozent der Frauen, die ich in diesem Buch ausführlicher beschrieben habe, sind inzwischen Mutter geworden. Ich verweise auf Elfriede E. aus dem Kapitel «Depression und Angst», Luise R. aus dem Kapitel «Leidvolle Erfahrungen», Thea H. und Dagmar W. aus dem Kapitel «Die verlorene Kindheit», Sieglinde M. und Martha B. aus dem Kapitel «Schreiben ist Nach-Denken – Die Briefe».

Die Überwindung der Lebenskrise dieser Frauen hängt nicht allein von der Erfüllung ihres Kinderwunsches ab. Mit Hilfe eines Fragebogens habe ich Vergleiche zwischen zwei Gruppen gezogen. Die eine Gruppe besteht aus Frauen, deren Kinderwunsch sich erfüllt hat; ein Teil hatte sich vorher einer Psychotherapie unterzogen. Zur zweiten Gruppe gehören die Frauen, die trotz einer Therapie kein Kind bekommen haben. Beide Gruppen zeigen jedoch gleiche positive Veränderungen: Die Frauen sind jetzt mit ihrem Leben zufriedener. Eltern oder Schwiegereltern ein Kind zu schenken steht für sie nicht mehr im Mittelpunkt ihres Lebens. Auch ohne ein Kind ist eine Frau für sie vollwertig und ihr Leben sinnvoll. Die Partnerbeziehung hat sich verbessert. Sie erleben die sexuellen Beziehungen zu ihrem Ehemann wieder mit mehr Befriedigung. Sie haben sich weitgehend von ihrem Elternhaus lösen können und denken wieder gern an ihre Zukunft. Auffällig ist die erhebliche Abnahme der psychosomatischen Beschwerden. Klagten sie früher durchschnittlich über zehn verschiedene Symptome wie Kopfschmerzen, Schlaflosigkeit, Magenbeschwerden, so leiden sie jetzt nur noch unter zwei psychosomatischen Beschwerden. Die depressiven Verstimmungen sind bei allen Frauen verschwunden. Alle haben ihre Passivität überwunden, einen neuen Zugang zu ihrer Weiblichkeit und eine aktive Bewältigungsform für ihr Leben gefunden.

Das Ergebnis meiner Arbeit stellt sich mir so dar: Wenn die Seele ja sagt, kann der Mythos der Unfruchtbarkeit begraben werden.

Unser Körper — unser Leben

Unser Körper – Unser Leben *Ein Handbuch von Frauen für Frauen. Überarbeitete und erweiterte Neuausgabe*
(2 Bände: rororo sachbuch 8408 und 8409)
Ein Standartwerk der weiblichen Gesundheit, das in dem Bücherschrank keiner Frau fehlen sollte. Entsprechend der neuen amerikanischen Ausgabe von "Our bodies, Ourselves" wurde auch die deutsche Ausgabe vollständig aktualsiert.

Unser Körper – Unser Leben Über das Älterwerden *Ein Handbuch für Frauen*
(rororo sachbuch 8841)
Wie *Unser Körper – Unser Leben* ist dieses Buch ein Gemeinschaftsprojekt und beruht auf den Erfahrungen vieler Frauen. Es richtet sich an alle, die ihr Leben und ihr Älterwerden selbst in die Hand nehmen wollen. Denn: Niemand wacht auf und ist plötzlich siebzig, und unser Wohlbefinden hängt weniger von den Jahren ab, die wir schon gelebt haben, als davon, wie wir mit uns selbst umgegangen sind.

Ruth Bell (Hg.)
Wie wir werden - Was wir fühlen
Ein Handbuch für Jugendliche über Körper, Sexualität, Beziehungen. Überarbeitete und erweiterte Neuausgabe
(rororo sachbuch 8823)
Fakten, Berichte, Bekenntnisse und Informationen zu allen Themen, die das Leben zwischen 12 und 20 so aufregend, irritierend, schwierig und schön machen.

rororo sachbuch

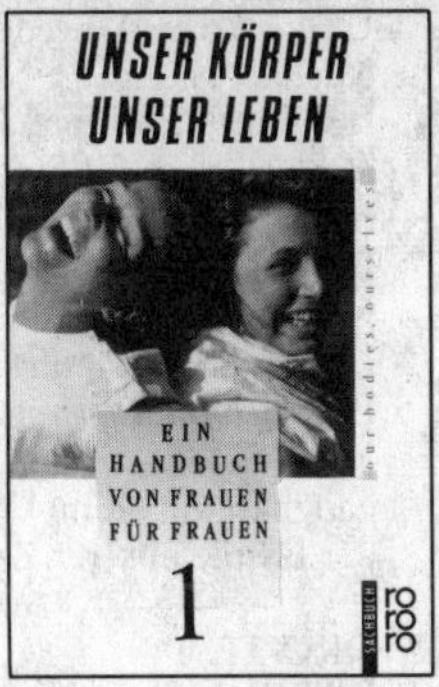

Nathaniel Branden
Ich liebe mich auch *Selbstvertrauen lernen*
(rororo sachbuch 8486)

M. James / D. Jongeward
Spontan leben *Übungen zur Selbstverwirklichung*
(rororo sachbuch 8301)

Thomas Grossmann
Eine Liebe wie jede andere
Mit homosexuellen Jugendlichen leben und umgeben
(rororo sachbuch 8451)

John Selby
Einander finden *Übungen zur Psychologie der Begegnung in Freundschaft, Beruf und Liebe*
(rororo sachbuch 7991)

Sämtliche Bücher und Taschenbücher zum Thema finden Sie in der *Rowohlt Revue*. Jedes Vierteljahr neu. Kostenlos in Ihrer Buchhandlung.

3405/1

Gesunde Ernährung

Ulrike Arens-Azevedo / Michael Hamm
Fast Food – Slow Food *Plädoyer für eine neue Eßkultur*
(rororo sachbuch 9102)
Die beiden Ernährungswissenschaftler sind mißtrauisch gegen jede lautstarke Propaganda im «Mac-gegen-Müsli-Krieg». Sie zeigen den gangbaren Pfad im Dschungel der Eßstile unserer Zeit.

ÖKO-TEST
Ratgeber Ernährung
(rororo sachbuch 9171)
Tips und Informationen gegen Gesundheitsrisiken bei der täglichen Ernährung.

Bettina Muermann
Lexikon Ernährung
(rororo handbuch 6328)
Das Lexikon enthält rund 1000 Begriffe aus den Bereichen Gesundheit und Ernährung. Ein in dieser Form einmaliges Nachschlagewerk, das präzise und verständlich Auskunft gibt für alle, die sich schnell informieren möchten, ohne gleich wissenschaftliche Literatur zu wälzen.

Beate Seeßlen-Hurler
Das schmeckt Kindern in Europa *Eine kulinarische Reise von Oslo bis Valencia*
(mit kindern leben 9146)
Gerichte und Geschichten: Wie gemeinsames Essen mit Kindern zum großen Spaß wird.

Michael Hamm / Sylvia Strobel / Luigi Falavigna
Das Fitneß-Kochbuch *Leckere Rezepte für jeden Sport*
(rororo sportbuch 8694)
Wie man mit leckeren Rezepten seine Leistung steigert.

rororo sachbuch

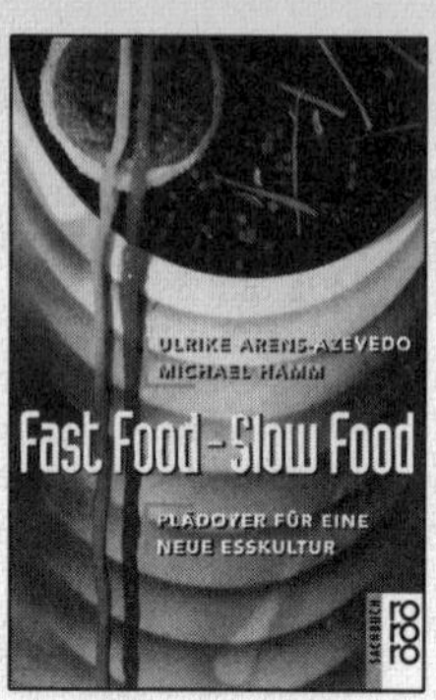

Michael Hamm
Fitnessernährung *Ratgeber für die Sportpraxis*
(rororo sportbuch 8648)
Was und wann soll man trinken und welchen Sinn haben spezielle Fitnessgetränke? Wie kombiniert man Ernährung und Bewegung zur Gewichtsreduktion Welches sind die typischen Ernährungsfehler bei Freizeit- wie Leistungssportlern? – Diese und weitere Fragen beantwortet Michael Hamm, Professor für Ernährungswissenschaft.

Volker E. Pilgrim
Zehn Gründe, kein Fleisch mehr zu essen
(rororo sachbuch 8273)

Sämtliche Bücher und Taschenbücher zum Thema finden Sie in der *Rowohlt Revue*. Jedes Vierteljahr neu. Kostenlos in Ihrer Buchhandlung.